「くすり」とは

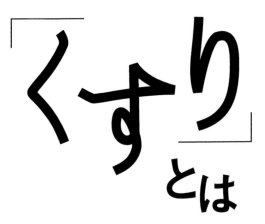

薬学博士

井上吉郎

Kichiro Inoue,Ph.D.

はじめに

　私は製薬会社では新薬や後発品の研究、開発、申請、承認取得、製造、販売を経験し、日本炎症・再生医療学会では評議委員を経験しました。学校薬剤師としては学校環境衛生に従事し、くすりの正しい使い方や薬物乱用防止に貢献しなければならない責任を感じました。薬局での調剤では患者さんに正しく理解、使用していただく難しさも学びました。

　最近、世間ではコンプライアンスという言葉を良く耳にします。コンプライアンスを日本語に訳せば法令遵守という意味ですが、法令ばかりでなく、社会の一般的ルールを守る事（社会の常識、良識、企業倫理：CSRも含む）までを含めてコンプライアンスと言うようになっています。

　くすりはコンプライアンスに従って研究開発して、申請し、病気に有効であると国から承認され、コンプライアンスに従って製造、包装表示、販売し、コンプライアンスに従って使用され、結果として病気の改善、治療、予防、生活の質の改善・向上、健康の維持・増進等に役立つものだと思います。

　すなわち、くすりはコンプライアンスの下で成り立つ製品です。従って、製薬会社、薬局及びドラックストアの従業員は「くすり」とは何かを十分理解して、コンプライアンスに従って職務を全うし、くすりを使う人はコンプライアンスに従って、正しく使用してもらいたいと思ったのです。

　薬にかかわる仕事をしている人ばかりでなく、養護教諭、運動クラブ監督者、医療関係者等さらにはくすりを使用する方への参考資料になればと思い、私の可能な限りの知識をできるだけ易しく表現し、これらの人に「くすり」とは何かを伝えたかったのです。参考にしていただければ幸いです。

井 上 吉 郎

目　次

第一章 「くすり」の位置づけ

　いったい「くすり＝医薬品」とはどういう物なのだろうか？よくBSテレビ等で宣伝している青汁、セサミン、ロイヤルゼリー、黒酢等は「くすり」だろうか。正しくは「くすり」ではなく健康食品です。これらの健康食品は病気の改善効果をうたってはいけません。すなわち法律違反です。健康食品と言われている物の中でより少し科学的に体への効果をうたって良いのは特定保健用食品です。一般に特保と呼ばれていて、歯の健康に良いとされるキシリトール、血圧高めの方に良いとされるラクチドペプチド等があります。これらは消費者庁管轄で、「医薬品、医療機器等の品質、有効性及び安全性の確保に関する法律」（薬機法：旧薬事法）の規制下にはありません。

医　薬　品		薬　機　法	厚生労働省
医薬部外品			
化　粧　品			
保健機能食品	特定保健用食品	許可制：健康増進法第26条	消　費　者　庁
	栄養機能食品	健康増進法第31条	

　薬機法の下ではいわゆるくすり＝医薬品、医薬部外品、化粧品、医療機器、再生医療等製品があり、医薬品は下図に示すように種々規制の下で製造販売しなければなりません。

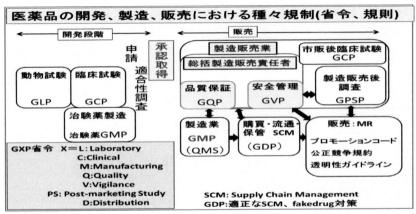

5

くすりの開発時、動物実験の安全性を検討する際にはGLP（Good Laboratory Practice）省令、次の段階の臨床試験する段階ではGCP（Good Clinical Practice）省令、製造、包装する段階ではGMP（Good Manufacturing　Practice）省令、販売後副作用の情報に関するGVP（Good Vigilance Practice）省令、品質に関するGQP（Good Quality Practice）省令等種々GXP省令の規則に従って開発し、品質保証されたものを製造販売しなければなりません。ではなぜこのような規制の下で「くすり」を開発、製造販売しなければならないのでしょうか。「くすり」すなわち医薬品とはいったいどういうものなのでしょうか。

　なお、くすりには一般名と商品名があります。本書ではほとんどは一般名で記載しています。最近は医療費削減の一環として国はジェネリック医薬品使用促進策を取っていますので一般名で記載しています。

Ⅰ．くすり（＝医薬品）

　医薬品の定義は日本薬局方に収められており、病気の診断、治療または予防に使用されるもので身体の構造または機能に影響を及ぼす目的としたものです。その中で病気の診断以外に使用されるものを「くすり」と言ってもいいと思います。くすりは、「体にとって、異物であり毒である」が原則です。くすりとは体におきている病気による悪害と、くすりの毒性とを比較して、くすりの毒性（悪害：副作用）よりも病気の悪害の方が上回ると考えられる場合のみ使用し、予防や治療に役立てるのが原則です。もっというと、病気の治療は自然治癒が原則で、くすりはその手助けをするものにすぎません。したがって、くすりを体に不都合が無いのにむやみに使用するのは慎まなくてはなりません。病気の予防や治療に服用するくすりは化学物質であり、体にとって、異物である事を常々心にとめておく必要があります。したがって、くすりは極めて厳格な規制の下で開発し、品質を保証して製造、包装（表示）、出荷、販売し、正しく使用しなければならないのです。品質が保証されていなければ薬機法違反であり、市場から回収しなければなりません。また正しく使わ

なければ、副作用多発につながることもあり、薬物乱用でもあります。

　くすりには医療用と一般用（OTC）とがあり、正しく使えば人や動物の疾病の診断、治療、予防に役立つと国が認めた物（国が承認した物）です。くすりの承認事項はその医薬品の名称（販売名）、成分、分量、用法、用量、効能、効果、製造方法、貯蔵方法、有効期間、規格、規格確認試験であり、すべて承認事項に従っていなければ薬機法違反です。特に一部でも承認されていない製造方法で製造することは薬機法違反ですので注意を要します。副作用はないと保障していません。

　一般用医薬品をOTCとも言います。OTCとはカウンター越しに対面販売するOver The Counterの略です。

　最近、国が製造販売承認するくすりの有益性/有効性は高いと思います。製造承認までに時間を費やす要因の一つは厳しい審査のためで、審査が甘いと副作用多発につながりかねません。くすりの承認審査業務はPMDA：Pharmaceuticals and Medical Devices Agency：PMDA（独立行政法人 医薬品医療機器総合機構 ）によって行われ、海外に比較して審査が遅いとの批判を受けていますが、最近は審査者を増員して速やかに審査するように努力しています。製造承認後、重篤な副作用があった時、健康被害救済制度を利用することができます。この健康被害救済制度もPMDAが担当しています。この制度については後で述べます。

II．健康食品と医薬部外品

「健康食品」				医薬品
	保健機能食品（消費者庁所管） 国の制度に基づき機能性等表示可能			PMDAによる審査・要承認
その他のいわゆる「健康食品」	栄養機能食品 国が定める定型文で栄養成分の機能を表示	機能性表示食品 健康の維持増進に役立つ又は適することを表示	特定保健用食品（通称トクホ） 健康の維持増進に役立つ又は適することを表示 トクホマーク要 消費者庁承認 特定保健用食品	医薬品（くすり）医薬部外品も含む
	自己認証制	国への届出制	国による審査個別許可制	

1．健康食品

　「健康食品」と呼ばれるものについては法律上の定義はなく、くすり以外で経口的に摂取され、健康の維持・増進に特別に役立つことをうたって販売されたり、そのような効果を期待して摂られている食品全般をさします。健康食品から保健機能食品を除いたものを、「いわゆる健康食品」と表現していて一般食品に含まれます。

　国の制度としては、国が定めた安全性や有効性に関する基準等を満たした「保健機能食品制度」があります。保健機能食品制度は一定の条件を満たした食品を「保健機能食品」と称することを認める表示の制度（消費者庁）のことです。国の許可等の有無や食品の目的、機能等の違いによって、「栄養機能食品」、「機能性表示食品」及び「特定保健用食品」との３つに分類されています。

1）栄養機能食品

　栄養機能食品には高齢化や不規則な生活により必要な栄養素がとれない場合など栄養成分の補給を目的に摂取する人に対して栄養成分の機能表示がしてあります。例えばビタミン類（パントテン酸、葉酸、ビタミンA、B類、C等）、ミネラル類（マグネシウム、カルシウム、亜鉛、鉄等）がこれに相当します。カルシウムであれば「骨や歯の形成に必要な栄養素です」と表示されています。

2）機能性表示食品

　機能性表示食品とは国の定めるルールに基づき、事業者が食品の安全と機能性に関する科学的根拠などの必要な事項を消費者庁長官に届ければ機能性を表示できます。事業者は自らの責任において科学的根拠を基に適正に表示しなければなりません（例えばお腹の調子を整える）。下記表に記載されている機能成分が表示され1日当たりの摂取目安量が記載されなければなりません。

表.1　機能性表示食品の関与成分とその機能　（上から順に製品が多い）

	機能性関与成分	機　能
1	難消化性デキストリン	ダイエット
1	難消化性デキストリン	腸内環境
2	GABA（γ-アミノ酪酸）	血圧
2	GABA（γ-アミノ酪酸）	ストレス軽減
3	DHA（ドコサヘキサエン酸）EPA（エイコサペンタエン酸）	ダイエット
3	DHA（ドコサヘキサエン酸）	記憶力
4	EPA（エイコサペンタエン酸）ビフィズス菌	腸内環境
5	ルテイン	目の健康
6	イチョウ葉フラボノイド・テルペンラクトン	記憶保持
7	ヒアルロン酸	肌の健康

3）特定保健用食品

　特定保健用食品は製品ごとに表示許可手続きを行い、消費者庁長官に許可された保健効果の表示ができる食品です。例えば、コレステロール高めの方に。血圧が高めの方に、骨の健康が気になる方に、血糖値が気

になる方に、というような表示が許されます。

　特定保健用食品にはキシリトール、ラクトトリペプチド、サーデン（イワシ）ペプチド、イマーク、ゴマペプ茶、カルバイタル、ゴマ麦茶等があります。例えばキシリトールであれば歯の健康に役立つとか、ラクトトリペプチド、サーデン（イワシ）ペプチド、ゴマペプ茶、ゴマ麦茶等は、血圧高めの方にとかイマークであれば中性脂肪が気になる方に、カルバイタルは、カルシウムの補給にとか宣伝しており、これら特定保健用食品は、決して高血圧の治療効果とか高脂血症の治療効果があると宣伝できません。特定保健用食品は、身体の生理機能などに影響を与える関与成分を含む食品で、血圧、血中コレステロールなどを正常に保つことを助けたり、おなかの調子を整えるのに役立つ食品です。これらは有効性、安全性など審査を受け、表示について国に許可を得なければなりません。

2．医薬部外品

　医薬部外品は、くすりと化粧品の中間的な分類で、人体に対する作用の緩やかなもので機械器具でないものです。くすりよりは緩和ですが何らかの予防効果や衛生効果をもたらすものがこれに含まれます。例えば吐き気や不快感、口臭・体臭の防止、あせもの防止などに効果のある有効成分が含まれていますので効果を標記できます。人体に直接用いられるものだけでなく、たとえばスプレー式殺虫剤のように噴霧したりして使用するものも含まれます。医薬部外品は、くすりではないので、一般小売業（コンビニ、スーパーなど）でも販売可能で、以下のように分類されています。

・指定医薬部外品：いびき防止薬、含嗽剤、殺菌消毒剤、外傷消毒保護剤、コンタクトレンズ装着剤、滋養強壮剤、のど清涼剤、健胃清涼剤、ビタミン剤、カルシウム剤、しもやけ・あかぎれ用剤等
・防除用医薬部外品：忌避剤、殺虫剤、殺鼠剤
・医薬部外品：衛生に用いられる綿類、染毛剤、ソフトコンタクトレンズ用消毒剤、パーマネントウェーブ用剤、浴用剤等

Ⅲ. くすり（医薬品）の分類

くすりには一般用医薬品（OTC）、要指導医薬品及び医療用医薬品があります。

副作用のリスク、効力の強さは以下の順に大きくなります。 第3類OTC＜第2類OTC＜第1類OTC＜要指導医薬品＜処方箋医薬品以外の医療用医薬品＜処方箋医薬品となります。下記表のように効力、副作用の面から取り扱い、情報提供義務の有無、対応者が異なっています。需要者は医薬品や医療に十分な知識を持っているわけではないので、分類に応じて専門家が必要な情報を適切に提供し、需要者の判断をサポートする必要があります。

表.2　くすり（医薬品）の分類

一般用医薬品（OTC）			要指導医薬品	医療用医薬品	
第3類	第2類 指定第2類も含む	第1類		処方箋医薬品以外の医療用医薬品	処方箋医薬品
ネット販売可			オンライン服薬指導不可：対面販売	オンライン服薬指導可	
	情報提供努力義務		患者・購入者への情報提供義務あり		
薬剤師又は登録販売者が対応			薬剤師が対応		
薬局または店舗販売業が取り扱う				薬局が取り扱う	

1. 一般用医薬品（OTC）

一般用医薬品ついてはそのリスクや使われ方などの観点から次表のように第1類医薬品、第2類医薬品および第3類医薬品に分類されます。

薬効、副作用リスクは以下の順に高くなります。第3類医薬品＜第2類医薬品＜第1類医薬品となります。

表　一般用医薬品（OTC）について

第３類医薬品	第２類医薬品	第１類医薬品
	指定第２類を含む	
薬剤師又は登録販売者が対応		薬剤師が対応
	情報提供　努力義務	情報提供義務
ネット販売可能		
第１類、第２類以外の一般用医薬品	日常の生活に支障をきたす程度の健康被害が生じる恐れがある医薬品 指定第二類医薬品 第２類医薬品の内、禁忌がある等特に注意を要する医薬品 濫用の恐れのある医薬品	日常生活に支障をきたす程度の健康被害が生じる恐れのあり、対面の情報提供や指導が必要な医薬品
例 ビタミンＢ、Ｃ含有保健薬 整腸剤 消化薬 ワセリン カフェイン等	例 漢方薬 胃腸鎮痛薬 かぜ薬、解熱鎮痛薬 コデイン（指定） アスピリン（指定） プレドニゾロン（指定）等	例 ミノキシジル ファモチジン ロキソプロフェン 殺虫剤（毒薬）等

２．要指導医薬品

　要指導医薬品は、医療用医薬品から市販薬に転用されたばかりのくすりを指します。市販薬として新しい内はまだ取扱いに十分な注意が必要でより安全に使用されるよう、文字通り薬剤師が対面で指導情報提供する必要のある医薬品です。従って、インターネット通販で購入することは出来ません。薬局又は店舗販売業で取扱いできます。要指示医薬品は原則３年間市販薬として発売された後、安全性に問題なければ一般用医薬品に移行されます。

3．医療用医薬品

　医療用医薬品とは医師もしくは歯科医師によって使用され、又はこれらの者の処方箋もしくは指示によって使用されるくすりです。

　医療用医薬品の中で処方箋医薬品以外の医療用医薬品とは通常は医師による使用又は処方箋若しくは指示により使用されることを目的とした医療用医薬品であっても大規模災害等極めて限定した条件下（正当な理由）であれば販売可能な医療用医薬品のことです。処方箋医薬品以外の医療用医薬品と以前に医療機関において処方された薬剤等との相互作用、重複投薬を防止するため患者の薬剤師は薬歴管理を実施するよう努めなければなりません。

　処方箋医薬品以外の医療用医薬品の例としては以下のような医薬品があります。

　　抗アレルギー剤：フェキソフェナジン、オロパタジン、エピナスチン等
　　胃腸薬：ファモチジン、レパミピド等
　　便秘薬：酸化マグネシウム、センノシド等
　　点眼薬：ヒヤルロン酸、ステロイド点眼薬等
　　シップ剤：ロキソプロフェンテープ、ケトプロフェンテープ等
　　感冒鎮咳去痰剤：カルボシステイン、デキストロメトルファン等
　　解熱鎮痛剤：アセトアミノフェン、ロキソプロフェン等
　　漢方薬：五苓散、当帰芍薬散、防風通聖散、桂枝茯苓丸等

　医療用医薬品の中には劇薬（白地に赤枠、赤字でその品名と「劇」と表示）、向精神薬（狭義の向精神薬は麻薬及び向精神薬取締法に規定）、毒薬（黒地白枠、白字でその品名と「毒」と表示）、麻薬（中枢性鎮痛剤・鎮咳剤）等があります。狭義の向精神薬は「麻薬及び向精神薬取締法施行令」によって医療上の有益性・濫用の危険を考慮し、第1種〜3種に等級され、外箱にその品名と「向」が表示されています。毒薬の内服薬にはアミオダロン（不整脈治療剤）、メルファラン、デモゾロミド（抗悪性腫瘍剤）、アムホテリシンB（抗真菌剤）、ウブレチド（重症筋無力症・排尿障害治療剤）、バリキサ（抗ウイルス剤）等がそれに該当し、鍵の

かかる専用の保管庫に貯蔵、陳列しなければなりません。有効量と副作用発現用量とがかなり接近していますので十分注意して服用すべきです。劇薬はかなりの医療用医薬品がそれに相当し、毒薬の約1／10の毒性です。すなわち、劇薬は動物に30mg/kgを超え、300mg/kg以下の量を経口投与して50％の動物が死亡するくすりであり、毒薬は30mg/kg以下の量を経口投与して50％の動物が死亡するくすりの事です。

　医療用医薬品の中には一般用医薬品に含まれる成分を有している医薬品もあります。これらは作用が緩和ですが、両者とも医療用医薬品ですので原則として処方せんによって使用されるもので、行政指導により適正販売を求められています。

　なお、処方箋が必要な医薬品の製造販売は第1種製造販売業者のみが製造販売可能で安全管理（副作用報告等の管理）は厳格です。大手の製薬会社のほとんどが取得しており、特に副作用等情報収集対策（安全管理統括部の設置：品質、有効性及び安全性に関する事項、その他くすりの適正な使用のために必要な安全管理情報の収集、検討及びその結果に基づく必要な安全確保措置等の実施）が業許可要件です。処方箋が不要な医薬品は第2種製造販売業を取得していれば製造販売可能で安全管理（副作用報告等）体制も第1種製造販売業者よりやや緩やかです。

１）医療用医薬品の先発医薬品と後発医薬品

　医療用医薬品には、特許期間もしくは再審査期間（新有効成分；承認から原則8年）のある新薬（先発品）、特許期間もしくは再審査期間が満了した長期収載品そして後発医薬品（ジェネリック医薬品）があります。先発品は特許期間および再審査期間によって他社が勝手に製造販売できないように守られており、特許保護期間内もしくは再審査期間では先発品開発会社が独占的に販売できます。その後、先発品の特許期間もしくは再審査期間満了になっても先発開発会社はその製品を販売できますが、便宜上長期収載品と名称が変更されます。また、特許、再審査期間満了後には先発品と同じ成分で同等の効き目を持つ医薬品すなわちジェネリック医薬品を他社が販売することは可能です。ジェネリック医薬品は新

薬のように高額な研究開発費を必要としないので薬価はかなり安く、長期収載品より安いです。すべての先発品がジェネリック医薬品に切り替わっているのではありません。

　現在医療費削減策の一環として政府はジェネリック医薬品の使用促進を勧めています。数量ベースでは50％以上になっています。一方、新薬開発には高騰している研究開発費と新薬として承認されるハードルの高さからその開発が鈍っています。

（1）　先発品

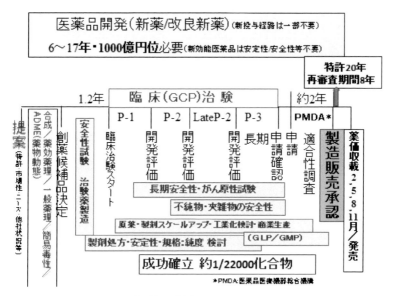

新薬の開発プロセス

　先発品の研究開発過程は図に示すように３つの開発ステージに分けられます。最初のステージの基礎研究では２～３年かけて非臨床試験を行い、動物実験等で薬の候補としての有効性、安全性を研究します。次に臨床試験と呼ばれるステージで人に対しての薬の効果、副作用等を研究します。期間は３年から７年、場合によってはそれ以上かかることもあります。臨床試験には第１相試験（P-1）、第２相試験（P-2）、

第３相試験（P-3）の段階があります。P-1試験では主に健康な人を対象に副作用等の安全性を確認します。安全性が確認されれば投与量の設定、つまり副作用と効果のバランスの検討をP-2試験で行います。P-3試験ではより多くの目的の患者に対して治療効果と副作用とのバランス，他剤との比較等が検討されます。P-3試験に必要な患者数は疾患によりますが、1000人以上の症例が必要となることもあります。これらの基礎試験（GLP省令下で実施）および臨床試験（GCP省令下で実施）や薬の製造法、規格等（GMP省令下で実施）を厚生労働省（医薬品医療機器総合機構：PMDA）に承認申請し、製造法等の適正が調査（適合性調査）され、適合であれば審査され最近では１年から２年で承認されます。先発品の開発には莫大な期間と研究費が費やされています。日本製薬工業協会の資料（製薬協DATA2009）によると基礎研究から承認・発売まで9〜17年を費やし、医薬品研究を始めた化合物が新薬として世に出る成功確率は1/22000とのことです。開発費は開発品により異なりますが、承認取得のハードルが年々高くなり1000億円以上かかるとされています。総務省「科学技術研究調査報告2008」によると医薬品製造業の研究開発費は対売上高の約12%で他業種の2.5〜12倍で、製薬会社売上上位10社の研究開発費は平均で1000億円/年を越えています。このように新薬開発には膨大な時間と費用を費やしていますので後発品が出てくるまで先発メーカーは独占販売できる権利を有しています。

参考：治療用アプリ（デジタルセラピューティクス：DTx）の開発は米国が先行しており、2010年に糖尿病患者向け治療用アプリ「BlueStar」が開発され、FDAで承認されました。日本ではニコチン依存症向けの治療用アプリが国内で初めて薬事承認、保険適応を受けました（すなわち医師の処方箋が必要）。これらは健康アプリとは異なり、病気の治療を目的としたアプリです。高血圧治療用アプリもあり、現在、うつ病治療、不眠症治療、糖尿病治療、アルコール依存症治療、非アルコール性脂肪肝治療を目的としたアプリが開発されています。これらの開発費用は新薬開発の費用よりかなり格安であることから開発が進むと思われます。

⑵　後発品

　俳優の高橋秀樹さん（沢井製薬）や黒柳徹子さん（東和薬品）をCM
キャラクターに宣伝していますジェネリックと呼ばれている医薬品を
後発医薬品と言います。これら後発医薬品は先発医薬品の承認後、再
審査期間（新有効成分含有医薬品は承認から8年、希少疾病用医薬品
は10年などくすりによって異なり、再度有効性、安全性について審査
する期間）が過ぎていることとその先発医薬品の特許が切れた後に承
認取得して販売可能です。

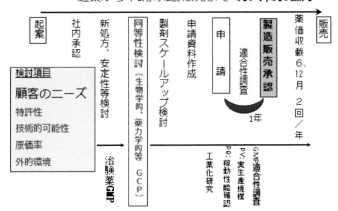

図　後発品の開発プロセス

　図に示すように、国に生物学的同等性試験結果（GCP省令下）、製
造法、規格及び試験法、安定性等（GMP省令下）必要な資料を提出し
て承認の申請をしなければなりません。生物学的同等性試験結果とは
健常人に先発品と後発品を投与し、統計学的に差のない血中濃度推移
を示すことが臨床的に証明された結果のことです。また、後発医薬品
の製造法等の提出資料に従って実際に製造し、正しい試験検査が実施
可能（GMP省令の下）であることが国に認められなければなりません。

後発品の開発には約5年約3億円程度の開発費で済みます（先発品は製品によりますが、1000億円とも言われています）。後発品の薬価は、先発品の薬価の約20〜70％です。安価ですので国は医療費抑制のために後発品使用普及を推進しています。後発品メーカーは、それに応えるため、品質の確保、安定供給、情報提供を怠らないように努めなければなりません。後発品は数多くゾロゾロ出ますので「ゾロ品」と呼ばれることもあります。商品名を付けると多数ありすぎ混乱しますので最近では一般名名称で発売されています。すなわち一般名の後に剤形、容量「後発品会社名」を表示しています。例えばアルツハイマー型認知症治療剤アリセプト（エーザイの先発品商品名　一般名：ドネペジル塩酸塩　錠　3mg）の場合ドネペジル塩酸塩　錠　3mg「後発品開発会社」と表示しています。

　一方、国は新薬開発力の低下を抑制するために新薬創出・適応外薬解消等促進加算する薬価制度も取り入れています。この制度では一定の要件を満たせば特許権存続期間中の新薬の薬価が下がることはなく、維持されます。このような薬価政策は勿論の事、その他の新薬開発政策にも期待したいものです。すなわち、海外では承認されているにもかかわらず、日本では未承認薬があるとされる問題（いわゆるドラッグ・ラグ）も解消されることも期待されます。

くすり、特に医療用医薬品は以下のことを守って使用しましょう
① 　毎日（毎週）決まった時間にくすりを服用する。
② 　くすりの服用量を守る。
③ 　病気が治ったと思っても自分の判断で服用を中止しない。
④ 　他人からもらったり、他人にあげたりしてくすりを服用しない。
⑤ 　以前の病気の時にもらったくすりは使わない（使用期限があります）。
⑥ 　くすりはいつもきちんと整理して正しい場所に保管する。

第二章　くすりが有効性や副作用を示す理由

Ⅰ．くすりの主作用と副作用

　主作用とはその病気を治療することを目的とする作用のことで、副作用とは目的の作用以外の期待しない作用すなわち意図した作用以外の作用のことです。

　例えば抗ヒスタミン作用を持つ抗アレルギー薬エピナスチン、オロパタジン、フェキソフェナジン、セチリジン、ベポタスチン等の主作用はくしゃみ・鼻水・痒み等を緩和する作用で、副作用はねむけ、のどの渇きです。

　痛み止めとか解熱剤と言われる抗炎症解熱鎮痛剤の主作用は炎症や発熱、痛みを抑えるのが主作用ですが、止血の延長、消化管障害や腎障害が副作用です。

　ところで副作用が主作用になったくすりもあります。

　例えば抗ヒスタミン剤のジフェンヒドラミンは花粉症や蕁麻疹等に使われていますが、強い眠気の副作用があります。ドリエルはこの眠気を主作用にして睡眠改善剤（一般用医薬品）として売られています。

　バイアスピリンは、抗炎症解熱鎮痛剤として有名なアスピリンの副作用である血小板凝集抑制作用すなわち止血の延長、わかりやすく言えば血栓ができにくい作用を主作用にして、血栓予防薬として使われています。

　ミノキシジル（商品名：リアップ）やシルデナフィル（商品名：バイアグラ）は高血圧治療剤として開発されていましたが、別の作用として頭皮の毛髪が生えてくるとか勃起しやすい作用が認められ、それぞれ、育毛剤や勃起不全（ED：Erectile Dysfunction）の治療剤として開発変更されたと聞いています。ちなみにリアップは医療用医薬品の実績がないダイレクトOTCです。

　また、副作用を悪用している例も聞かれます。プロスタグランジンF2α製剤は緑内障治療用点眼薬として優れた効果を示しますが、睫毛が伸びる副作用があります。この作用を利用して緑内障でないのに点眼している若

い女性がいると聞きます。薬物乱用であり治療目的以外にこのようにくすりを用いてはいけません。

　糖尿病治療剤であるGLP-1（glucagon-like pepyide）受容体作動薬の経口剤リベルサスは体重を減らすことから痩せることを目的として用いる人がいますが、医師の管理下で使用すべきです。なおGLP-1受容体作動薬の注射剤は肥満症の適応を取得しています。

II．くすりの吸収、分布、代謝、排泄

　くすりは、どのようにして作用部位に到達して効果を発現するのでしょうか。経口剤を飲みます（服用します）と胃で溶け、小腸で吸収されます。吸収されたくすりは門脈を介して肝臓に移行します。肝臓には代謝酵素（薬物代謝酵素）が存在し、一部分解代謝されます（初回通過効果と言います）。代謝、分解されないくすりが、血液にのって全身に回り（分布し）、作用部位で作用します。1回全身に回るとまた肝臓に戻り代謝されます。これを繰り返し、全身の血液中のくすりの濃度が下がっていきます。代謝分解されたくすりは、腎臓を介して尿として排出されます。また、胆汁として便から排出されることもあります。このように肝臓や腎臓は、くすりの代謝排泄に重要な役割を演じている臓器です。肝臓や腎臓の機能が低下していますとくすりは円滑に代謝されず、血液中濃度が高く維持され、副作用を発現する場合があります。高齢者に副作用が多いのは肝臓や腎臓の機能が落ちていることも原因の一つである可能性があります。

　なお、貼付剤は皮膚から吸収され血中に入り作用を示します。

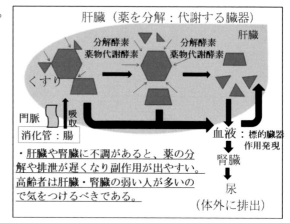

Ⅲ. くすりはどうして病気に効くのでしょうか？（主作用）

　くすりはどうして効くのかを理解してもらうにはどのようにして病気が発症するのかを理解してもらわなければなません。大きく分けて以下の二つの原因により病気になり、それに対処するくすりがあります。
　１．生理活性物質の異常に対処するくすり
　２．体内に入った、あるいは体内で作られた有害物質に対処するくすり

１．生理活性物質の異常に対処するくすり

　人間の身体は、正常に機能するようにバランスをとっていろいろな細胞が働いています。しかし、細胞が異状をきたすと、その細胞からの生理活性物質産生の異常が起こり、病気が発症します。生理活性物質とは何でしょうか？生理活性物質とは少量で生き物の生理や行動に何らかの特有な影響を示し、身体の働きを調節する役割をもった物質のことです。私たちの身体の中では、食べ物を分解したり、エネルギーを作り出したり、侵入してきた敵から身体を守ったりなど、絶えず、さまざまな生命活動が行われています。それらをうまく調節するために欠かせないのが生理活性物質です。生理活性物質の主な働きには、次のようなものがあります。①各器官の機能を正常にコントロールする。②エネルギーを作りだす。③体の細胞を作る。④免疫力を支える。⑤抗酸化作用により体の老化を防ぐ。⑥酵素やホルモンの作用を助ける。生理活性物質が正常に働くことによって、細胞や臓器など、体内の各器官が一定のバランスを保ちながら、健康な身体を作っているのです。生理活性物質が不足したり、過剰産生すると、それらの正常な機能は乱れ、さまざまな器官に傷害（疾患）が現れ、病気になります。生理活性物質は、私たちの身体がきちんと働くために欠かせない物質なのです。生理活性物質には糖代謝に関係するインスリン、炎症、血液凝固、アレルギー等に関係するプロスタグランジン、ヒスタミン、ロイコトリエン、血管収縮に関係するカテコールアミン、アンジオテンシンⅡ、神経伝達に関係するノルアドレナリン、セロトニン、アセチルコリン、ドーパミン等さらにビタミン

やミネラル、核酸、酵素なども含まれます。生理活性物質が作用を発現するには生理活性物質に対応する受容体に結合する必要があります。その受容体に異常があっても病気が発症します。すなわち、病気の発症機序が分かればくすりを開発することが可能です。裏を返せば開発された多くのくすり（抗がん剤、抗生物質、抗ウイルス剤等以外）は生理活性物質による異常をいろいろな方法で正常に戻そうとする作用により病気を治す効果を発揮しています。

１）生理活性物質が過剰に産生して発症する病気に対するくすり

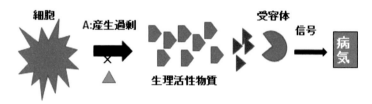

（1）　生理活性物質が過剰に産生される例として花粉症、喘息等のアレルギー反応があります。これらの反応の場合、生理活性物質としてヒスタミンやロイコトリエンが細胞から多量に産生遊離され、それらがそれぞれの受容体に結合し、痒み、くしゃみ、咳、鼻水を誘発します。痒みは異常な物が体内に存在する信号で、咳、くしゃみ、鼻水は異常な物を排除しようとする反応です。それが過剰になりアレルギー反応になります。抗ヒスタミン剤（エピナスチン、オロパタジン、フェキソフェナジン、セチリジン、ベポタスチン）、ロイコトリエン拮抗剤

（プランルカスト、モンテルカスト）は、それぞれの受容体にヒスタミンやロイコトリエンが結合しないよう拮抗作用を示して症状を緩和します。図Ａ２の作用がこれに相当します。クロモグリク酸Ｎａ、トラニラストは生理活性物質であるヒスタミンやロイコトリエンが細胞（肥満細胞、好塩基球）から産生/遊離するのを抑制することにより効果を発揮します。図Ａ１の作用に相当します。

⑵　発熱、外傷、腰痛、関節痛、術後疼痛、頭痛等に用いられる抗炎症・解熱鎮痛剤は炎症、痛み、発熱を起こす生理活性物質プロスタグランジンが過剰に産生されるのを阻害して効果を示します。プロスタグランジンは細胞膜に存在するアラキドン酸からサイクロオキシゲナーゼによって産生されます。抗炎症・解熱鎮痛剤はこのサイクロオキシゲナーゼを阻害することによってプロスタグランジンの産生を抑え、効果を示します。すなわち図Ａ１に相当します。抗炎症・解熱鎮痛剤にはロキソプロフェン、インドメタシン、ジクロフェナク、フェルビナク、イブプロフェン、アスピリン、セレコキシブ、エトドラク等があります。腹痛等消化管の痛みはプロスタグランジンに起因しませんのでこれらの症状には抗炎症・鎮痛解熱剤は無効であり、副作用を示す可能性があります。

⑶　降圧剤も生理活性物質が過剰に産生している例で説明できます。血管収縮し、血圧を上げる生理活性物質カテコールアミン（ノルアドレナリン、アドレナリン）が多く分泌されていれば、その受容体β受容体をブロックするβブロッカー（プロプラノロール、ピンドロール、カルベジロール、ビソプロロール）やα１ブロッカー（ドキサゾシン）が有効です。図Ａ２に相当します。
　アンジオテンシンⅠからアンジオテンシン変換酵素（ACE）で作られる血管収縮作用の強い生理活性物質アンジオテンシンⅡは血管を収縮させ血圧を上げる作用があります。このアンジオテンシンⅡ受容体拮抗薬（ARB）（ロサルタン、バルサルタン、テルミサルタン、カン

デサルタン、オルメサルタン、イルベサルタン等）は降圧剤として汎用されています。これらのブロッカーは図Ａ２に相当します。

　空咳の副作用はありますが、ACE阻害剤（ペリンドプリル、カプトプリル、エナラプリル、リシノプリル等）はアンジオテンシンⅡを産生阻害しますので降圧剤として用いられています。これは図Ａ１に相当します。

　血管平滑筋にあるカルシウムチャンネルを阻害して高血圧、狭心症に有効性を示すカルシウム拮抗剤もこの例にしても良いかもしれません。すなわち血管平滑筋の細胞内にカルシウムがカルシウムチャンネルを介して入ると血管平滑筋が収縮して血圧が上がります。カルシウムは生理活性物質とは言い難いですがカルシウムチャンネルを図Ａの受容体とみなせばカルシウム拮抗剤は図Ａ２に相当して血圧を下げます。カルシウム拮抗剤にはニフェジピン、アムロジピン、ニカルジピン、シルニジピン等があります。

(4)　高脂血症治療剤の場合、図Ａの生理活性物質をコレステロールやトリグリセライド（中性脂肪）に置き換えれば、コレルテロールの合成阻害剤としてスタチン系（プラバスタチン、シンバスタチン、ピタバスタチン、ロスバスタチン等）があり、コレステロールやトリグリセライドの合成阻害剤としてフィブラート系（ベザフィブラート、フェノフィブラート等）があり、図Ａ１に相当します。受容体を小腸コレステロールトランスポーターに置き換えればその阻害剤としてエゼチミブがあり、図Ａ２に相当します。

(5)　胃潰瘍の原因の大部分はピロリ菌感染とされ、抗炎症解熱鎮痛剤の副作用もその一つで、治療には過剰な胃酸の分泌を抑える薬を用います。H2ブロッカーはヒスタミンに拮抗することによって胃酸分泌を抑制します。プロトンポンプインヒビター（PPI）は胃酸分泌に関与する胃の壁細胞のプロトンポンプを不活性化しますのですべての物質、刺激を介した胃酸分泌を抑制します。これらの作用は胃酸を過剰

な生理活性物質に置き換えれば図Aの1に相当します。H2ブロッカーにはシメチジン、ニザチニン、ラフチジン等があり、PPIにはランソプラゾール、ラペプラゾール、エソメプラゾール、タケキャブ（商品名）があります。一方、胃酸の攻撃因子に対して胃や十二指腸の粘膜を保護、修復する防御因子増強剤（アズレンスルホン酸Na、レバミピド、テプレノン、セトラキサート、イルソグラジン等）があります。

(6)　精神病の一つで現実認識が低下し、幻覚、妄想が生じる統合失調症も脳内のドーパミンニューロンの活動異常が生じ発症するとされており、ドーパミン過剰に起因する疾患として説明できます。抗精神薬（メジャートランキライザー）は脳内のドーパミン受容体をブロックし、神経伝達の流れを止め、効果を示します。図A2で説明できます。抗精神薬には定型抗精神薬（第一世代抗精神薬）と非定型抗精神薬（第二世代抗精神薬）があります。定型抗精神薬は主としてはドーパミン受容体をブロックする薬物でクロルプロマジン、レボメプロマジン、ハロペリドール、スルピリド、チアプリド等があります。非定型抗精神薬はドーパミン以外にもいくつかの神経伝達物質に対してより選択的な働きの機能を持もっており、副作用（錐体外路症状：パーキンソン症状）が軽減されています。非定型抗精神薬にはリスペリドン、オランザピン、クエチアピン、アリピプラゾール等があります。

　ところで向精神薬とは中枢神経系に作用する薬物の総称で、薬物ですから医薬品以外の違法な物も含みます。抗精神薬はその中の一つのカテゴリーで精神病に対するくすりという意味のことです。

(7)　睡眠障害を改善するスポレキサント、レンポレキサントは覚醒システムを助けることで、覚醒の維持・安定化に関与しているホルモン、オレキシンの受容体をブロックすることによって脳を睡眠状態に移行させます。この作用は図A2に相当します。これらのくすりは従来の睡眠薬とは異なり依存性はないとされています。

2）生理活性物質が不足して発症する病気に対するくすり

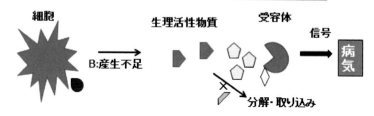

(1)　生理活性物質産生が不足して病気になる場合の例図Bとして糖尿病があります。すなわち糖尿病は膵臓のβ細胞からブドウ糖を分解する生理活性物質インスリンの分泌が少ない、あるいはインスリンの作用をあまり感じなくなるために血液中のブドウ糖が増え過ぎ、尿に糖が出る病気です。

グリクラシド、グリベンクラミド、グリメピリド、ナテグリニド、ミチグリニド等は、β細胞を刺激してインスリン分泌を促進してブドウ糖（グルコース）を分解して血糖値を下げます。これは図B3に相当します。

ピオグリタゾンはインスリンの感受性を上げ（受容体の感受性を上げ）、インスリンが効率的に作用するようにします。これは図のB6に相当します。

インスリン分泌を促すインクレチンの分解酵素「ジペプチジルペプチターゼ-4」（DPP-4）を阻害してインクレチンを分解しないようにしてインスリンの分泌を促進させるDPP-4阻害剤（シタグリプチン、アログリプチン、テネグリプチン、ビルダグリプチン、リナグリプチン等）は間接的に図のB3に相当します。また、インクレチンの分泌を

促進するGLP-1受容体作動薬の注射剤（リラグルチド、エキセナチド、リキセナチド、セマグルチド）及び経口剤（リベルサス）が開発されています。これは間接的には図のB3にあたります。（下図も参照）

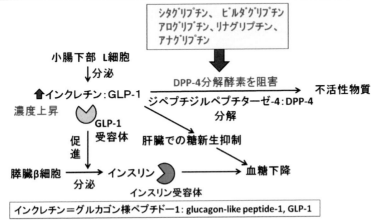

DPP-4阻害剤はインクレチンの分解を阻害し、その作用を持続させ血糖下降作用を示す

シタグリプチン、ビルダグリプチン
アログリプチン、リナグリプチン、
アナグリプチン

小腸下部　L細胞
↓分泌

DPP-4分解酵素を阻害　　　　　　　不活性物質

⬆インクレチン：GLP-1
濃度上昇　　　　　　ジペプチジルペプチターゼ-4：DPP-4
　　　　　　　　　　　　　　　　分解

GLP-1
受容体
促進　　　　肝臓での糖新生抑制

膵臓β細胞　→　インスリン　　　→　血糖下降
　　　分泌　　インスリン受容体

インクレチン＝グルカゴン様ペプチドー1：glucagon-like peptide-1, GLP-1

　さらに消化管からの糖吸収を抑制して食後の血糖値上昇をおさえるボグリボース、ミグリトールがあります。これらは、小腸粘膜上皮細胞に存在する二糖類分解酵素（αグルコシダーゼ）の作用を競合的に阻害して二糖類から単糖への分解を抑制し、グルコースの消化管での吸収抑制作用を示します。二糖類は生理活性物質とは言い難いですがαグルコシダーゼを受容体とみなすと図のA2に相当します。

　その他糖尿病治療剤には血中のグルコースを体外に排出させ高血糖を改善する薬剤があります。SGLT2（sodium glucose co-transporter 2）阻害剤（イプラグリフロジン、ダパグリフロジン、カナグリフロジン、エンパグリフロジン等）という薬剤です。腎臓で血液をろ過した原尿中のグルコースを体外に出すともったいないので尿細管でSGLT2を通して体内に再吸収します。SGLT2阻害剤はこの近位尿細管に存在するNa/グルコース共輸送体（SGLT2）を阻害してグルコースの再吸収を阻害し、グルコースを排出する糖尿病の治療剤です。グルコースは生理活性物質ではありませんが、SGLT2を受容体と考えればそれを阻

害する図のＡ２の作用で過剰なグルコースを排出すると考えてもよい
と思います。

　ちなみにSGLT2阻害剤はグルコースと共にNaも排泄することから
大規模臨床試験が実施され、心不全や腎臓病にも有効とされています。
このように種々作用点から糖尿病薬が開発され、症状に応じて単独で
あるいは併用で処方されています。

⑵　喘息の場合、ヒスタミン、ロイコトリエン及びトロンボキサンに
より気管平滑筋にあるそれぞれの受容体を介して気管が収縮し、呼吸
困難に陥りますが、気管支筋弛緩作用を示すβ２刺激剤は気管支を拡
張し、呼吸困難症状を改善します。これは図Ｂ４の作用で　β２刺激剤
は気管支でのβ２受容体に結合して生理活性物質ノルアドレナリンと
同様の気管支拡張作用を示します。すなわち、喘息発作時には通常量
のノルアドレナリンでは気管支を拡張する効果が不十分ですのでβ２
刺激剤で気管支拡張作用を補っているのです（下図参照）。

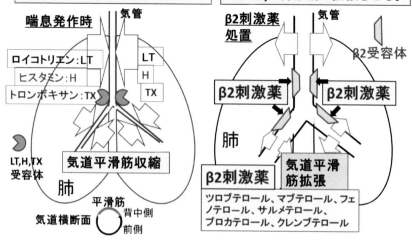

(3)　うつ病では脳内のノルアドレナリンやセロトニンなどの働きが不調（不足）に陥ることで脳の機能不全が引き起こされ、意欲の低下、不安、イライラ、不眠などの症状が現れます。SSRI（selective serotonin reuptake inhibitor）や SNRI（serotonin noradrenaline reuptake inhibitor）はシナプス前終末から遊離した神経伝達物質セロトニン、ノルアドレナリンの神経後シナプス受容体への取り込みを阻害して伝達に使用するセロトニンやノルアドレナリンの量を増やすことによって神経伝達の働きを増強し、うつ病を改善します。古くからある三環系抗うつ剤も基本的に同様の機序でうつ病を改善し、図のＢ５に相当します。SSRI にはパロキセチン、フルボキサミン、セルトラリンがあり、SNRI にはミルナシプラン、デュロキセチンがあります（下図参照）。三環系抗うつ剤にはイミプラミン、クロミプラミン、アミトリプチリン、アモキサピン等があります。

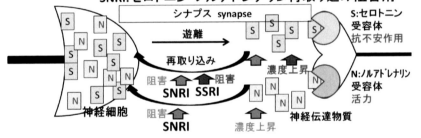

抗うつ薬　SSRI：選択的セロトニン再取り込み阻害剤
SNRI：セロトニン・ノルアドレナリン再取り込み阻害剤

SSRI：フルボキサミン、パロキセチン、セルトラリン
正常では神経細胞からのセロトニン遊離と再取り込みのバランスが保たれているが、うつ病やパニック障害などでセロトニンの受容体への結合量が低下するとバランスが崩れ、思考面や感情面で様々な症状（不安、焦燥感、落ち込み）を引き起こす。

SNRI：ミルナシプラン、デュロキセチン
SSRIは重症例に対する効果が弱いことから、セロトニンとノルアドレナリンの両方の作用を高める**デュアル・アクション**の抗うつ薬である。ノルアドレナリンは、意欲、気力、積極性を担う物質で、減少すると，気力や行動力が減少する。

⑷　脳の松果体から分泌される自然な眠りを誘う睡眠ホルモン、メラトニンの分泌を促進するメラトニン受容体作動薬は図Ｂ３に相当します。

　　メラトニン受容体作動薬にはラメルテオンがあり、睡眠障害に改善効果を示し、従来の睡眠薬とは異なり依存性はないとされています。

　そのほか、多くのくすりは病気発生機序のどこかの部分を改善することにより効果を発現しています。

　ただし、抗ウイルス剤、抗がん剤、抗生物質、免疫抑制剤等はがん細胞やウイルス、病原体に直接あるいは間接的にそれらの生存を阻害することによって作用を発現します。

２．体内に入った、あるいは体内で作られた有害物質に対処するくすり

　病気の原因となるウイルスや細菌が生体内に入り増殖すると病気になります。ウイルスであればインフルエンザ、エイズ、コロナに、有害な細菌であれば細菌性食中毒、赤痢、コレラ、腸チフス、細菌性肺炎、肺結核等を引き起こします。細菌は１～10μmで細胞壁、細胞膜、DNAや各種タンパク質などで構成され、一般的に生物の基本単位である細胞構造をしています。一方、ウイルスは細胞の１/1000～１/100の大きさで、細胞構造を有しておらず、遺伝情報であるDNA,RNAが内部に保持されているのが一般的な構造です。一部のウイルスでは表面がエンベロープと言われる脂質膜でおおわれています。トゲが出ているように見えるスパイク（レセプター結合部位）と呼ばれる部分が人の細胞と結合し、細胞内に侵入して感染を引き起こします。

　細菌は生物として生きて増殖するので抗生物質などの生存増殖を抑制する薬剤（抗生物質）は細菌性感染症に有効性を示しますが、ウイルスに対しては有効性を示しません。風邪、やインフルエンザはウイルスが原因ですのでくしゃみ鼻水、せき、微熱など典型的な症状であれば抗生物質は不要です。
一方、次亜塩素酸ナトリウム、ポビドンヨードのように構造を破壊する薬剤はウイルス、細菌にも有効で服用は出来ませんが、消毒剤として感

染予防に用いられます。

1) 抗生物質

　抗生物質は一般的には抗菌剤あるいは抗生剤と呼ばれていますが、厳密に言うと違います。歴史的に良く知られているアレクサンダー・フレミングが青かびから発見したペニシリンは天然の物から作られ抗生物質と言い、人工的に化学合成され、作られたのが抗菌剤と言います。しかし、それほど厳密に使い分けているということはありません。

　ここではペニシリンを代表して説明しましょう。ペニシリンは1928年にイギリスのアレキサンダー・フレミングによって発見され、1945年にアオカビからの単離に成功した二人の研究者とともに彼はノーベル医学・生理学賞を受賞しました。ペニシリン発見後、多くの抗生剤が開発され、人類の病気に貢献してきました。しかし、一方、抗生剤使用過多により抗生剤に対する耐性菌が増え人間と菌とのいたちごっこが起こっています。例えば、耐性菌に優れた作用を示すメチシリンが実用化され、数年後にはメチシリン耐性黄色ブドウ球菌（MRSA）が出現しました。従って抗生剤の乱用には注意を払うべきです。

　抗生剤の代表ペニシリンの作用と耐性菌の発現、その対処法について説明しましょう。

　ペニシリンは細菌の細胞質膜に存在するペニシリン・バインディング・プロテイン（PBP）に結合します。PBPは細胞膜を合成する酵素で細胞の伸長や隔壁形成に関与します。ペニシリンはPBPに結合してその作用をブロックして抗菌活性を示します。

　ペニシリンが多く用いられるようになるとペニシリン耐性菌が出現しました。ペニシリンの構造にはβラクタム環があります。耐性菌はβラクタマーゼを産生してペニシリンのβラクタム環を破壊します。破壊されたペニシリンはPBPに結合できなくなり抗菌活性を示すことができなくなるのです。

ペニシリン結合タンパク質（PBP）について

ペニシリン結合タンパク質（PBP） 🔵 は真正細菌（細菌、バクテリア：大腸菌、枯草菌、シアノバクテリア）の細胞質膜に存在する酵素群で細胞壁のペプチドグリカン合成の最終段階に作用する。大腸菌では7種類のPBPが存在する。PBPは酵素活性を持ち細胞の伸長や隔壁形成に作用する。<u>PBPは細胞質膜を合成する酵素</u>で、ペニシリンがPBPに結合するとペプチドグリカン合成が阻害され、細菌は死滅する。

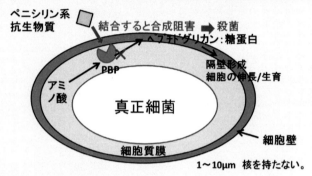

ペニシリン系抗生物質 / 結合すると合成阻害 ➡ 殺菌 / ペプチドグリカン：糖蛋白 / PBP / アミノ酸 / 隔壁形成 細胞の伸長/生育 / 真正細菌 / 細胞壁 / 細胞質膜 / 1〜10μm 核を持たない。

ペニシリン耐性菌

ペニシリンが用いられるようになると、ペニシリンに対する耐性を獲得したペニシリン耐性菌が出現した。ペニシリン耐性菌は抗生物質の無秩序な濫用が引き金となって拡大、1960年代にはペニシリン耐性菌が医療上の大きな問題になった。

この当時出現した初期のペニシリン耐性菌は、ペニシリナーゼ（β-ラクタマーゼ）というβ-ラクタム環を加水分解し、開環する酵素を産生。

これは薬剤分解酵素の遺伝子を突然変異獲得したものであった。

β-ラクタム環を構造式に持つ抗生物質をβ-ラクタム系抗生物質と言う

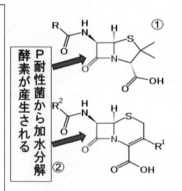

P耐性菌から加水分解 / 酵素が産生される

β-ラクタム系抗生物質
ペニシリン(上) セファロスポリン(下)
赤い部分が共通するβ-ラクタムの環状構造。

　そこでβラクタマーゼの阻害剤とペニシリンとの合剤でペニシリンの作用が発揮できるようにくすりが開発されました。

　その他の抗生剤も細菌のタンパク合成阻害（増殖の抑制）作用で細菌の増殖を抑制します。

２）抗ウイルス剤とワクチン

　ウイルスの構造は非常にシンプルで薬の標的をさだめにくいので抗ウイルス剤は開発が難しいです。ウイルスは我々人間の細胞の中に侵入し、その機能を借りることにより自らをコピーして増殖します。別の細胞に移動してさらに増殖します。抗ウイルス薬には１．ウイルスのmRNAの合成を阻止する薬、２．遺伝情報RNAの合成を阻害する薬、３．細胞から周囲に広がるのを阻止する薬：ノイラミニダーゼ阻害剤（インフルエンザの治療剤：オセルタミビル、ラニナミビル、ザナミビル）があります。

　先に記載しましたように抗ウイルス剤の開発は難しいのでそれぞれのウイルスに対するワクチンが開発されてきました。最近最も注目されて社会的貢献が大きいコロナ（COVID-19）ワクチンを例に説明しましょう。

mRNAワクチンによるCOVID-19抗体産生

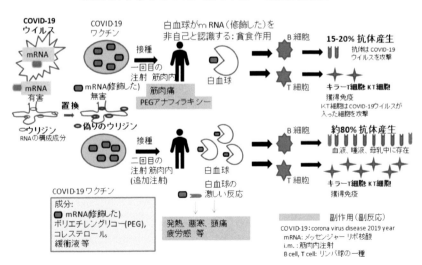

従来のワクチン（例えばインフルエンザ、はしか、天然痘等のワクチン）はウィルスを不活性化してワクチンが作られてきましたが、COVID-19に対する初めてのmRNAワクチンはカリコ・カタリン博士によって開発され、彼女は2023年ノーベル医学生理学賞を受賞しました。有効率は90％以上とされ、変異株にも有効です。

　図に示すようにCOVID-19のmRNAのウリジン（核酸）部分を偽のウリジンに置換して無害のmRNAにしたワクチンです。1回目の接種で白血球に取り込まれた偽mRNAはB細胞で15〜20％の液性抗体を産生し、T細胞ではキラーT細胞を産生します。2回目の接種でB細胞で全体の約80％の液性抗体が産生され、T細胞からも1回目と同様キラーT細胞が産生され、免疫を獲得します。産生された液性抗体とキラーT細胞とで侵入したCOVIT-19に対し攻撃し、コロナの発症を抑制します。このmRNAワクチンはウイルスのRNAの無毒化検討の時間が短く、今後もパンデミックに対応できるワクチンとして高く評価されています。

　なお、ワクチン接種後発熱、悪心、頭痛、疲労感、等の副反応が出るのはCOVID-19ワクチンを非自己と白血球が認識し、活発に抗体産生をしているためと思われます。また、COVID-19ワクチンのアナフィラキシー反応はおそらくCOVIT-19ワクチンに含まれる成分ポリエチレングリコール（PEG）によるものもあると思われます。

3）抗がん剤

　体内で作られた有害物質に対処するくすりとしては抗がん剤（制癌剤）があります。抗がん剤とは悪性腫瘍（がん）の増殖を抑えることを目的とした薬剤です。抗がん剤の作用機序としてがん細胞のDNA合成阻害、細胞分裂阻害、DNA損傷、代謝拮抗、栄養阻害などがあります。抗がん剤のもつ毒性（正常細胞にも作用する副作用）のため投与量に制限のあることが多いです。単独投与では失敗に終わることがあるため、一般には多剤併用療法となります。いくつかの経験則から標的とする分子が異なる薬物、有効とされる細胞周期の時期が異なる薬物、用量規定毒性が異なる薬物等を併用して投与するのが一般的です。そして出来るだけ相乗

効果が得られ、最小の副作用を工夫しています。さらに近年ではこれらの作用を支持する療法が進歩し、耐用量をさらに増やす工夫がされています。

　その中で分子標的治療剤が最近多く開発されています。がん細胞に関係する特定の遺伝子、たんぱく質に作用するので副作用が少ないからです。例えば低分子の分子標的治療薬としてがん細胞に特定の遺伝子やタンパク質にリンを付加し、がん細胞の増殖、移動、浸潤に関与しているキナーゼの阻害剤があります。慢性骨髄性白血病の原因となるフィラデルフィア染色体の異常から産生される「Bcr-Abl」タンパク質を標的にしたキナーゼ阻害剤イマニチブは分子標的薬として慢性骨髄性白血病の治療に大きく貢献しています。低分子の分子標的抗がん剤には語尾に ib ＝ 阻害剤を、高分子のモノクロナール抗体の場合には語尾に mab をつけ、その前に xi が付けば異なった遺伝子型混在のキメラ抗体です。

　最近アルツハイマー痴呆症の原因とされるアミロイド β の抗体として承認されたレカネマブは抗ガン剤ではありませんが、病気の原因物質を除去する目的で創られた抗体ですので語尾に mab がついています。

　抗がん剤の中でホルモン療法があります。例えば男性ホルモン阻害剤や受容体拮抗剤は前立腺がん治療剤に、女性ホルモン阻害剤や受容体拮抗剤は乳がんの治療剤として有効です。ホルモン療法は作用機序からするとがん細胞に直接作用するのではなく１.で述べた過剰に産生される生理活性物質（ホルモン）に対処するくすりと同様（図A）の作用機序を示します。

　例として前立腺がんで使用されるホルモン剤について説明しましょう。これらの薬剤は前立腺がんに男性ホルモンを取り込むのを抑制することによって効果を示し、以下の二つの製剤があります。
　１　男性ホルモン（テストステロン）が分泌（産生）されるのを抑制する薬剤（図A１に相当）、
　２　男性ホルモン（テストステロンの代謝物ジヒドロテストステロン）が受容体を介して前立腺がんに取り込まれないようにする薬剤：ア

ンドロゲン受容体拮抗剤（図Ａ２に相当）があり、１と２が併用される場合もあります。

　１ではLH-RH（性腺刺激ホルモン放出ホルモン）刺激剤とLH-RH拮抗剤があります。LH-RH刺激剤はゴナドトロピンを介してテストステロンが分泌され、前立腺がんが悪化してしまうように思えるのですが、一過性にゴナドトロピンが分泌された後、その受容体が脱感作（反応性の低下）され、結果としてテストステロンの低下を示します。これらの製剤として商品名：リュープリン、ゾラテックスがあります。

　LH-RH拮抗剤（商品名：ゴナックス）は脳下垂体前葉のGnRH（ゴナドトロピン放出ホルモン）受容体をブロックすることによりテストステロン産生を抑制します。

　２は抗アンドロゲン剤と言われ、アンドロゲン受容体との結合を阻害して男性ホルモンが前立腺がんに取り込まれないようにして効果を示します。これらの製剤としてピカルタミド、フルタミド、クロルマジノンがあります。

IV．くすりはどうして副作用を発現するのでしょうか？（副作用）

　くすりの副作用はどうして起こるのでしょうか。副作用の原因には以下の6つが考えられます。

　1．そのくすり元々の性質（そのくすりが元来有している作用）
　2．くすりを正しく使用しなかった時
　3．自分の体質、または体調（高用量　くすりの作用・性質でもある。）
　4．くすりと飲食物との相互作用
　5．くすりとくすりとの相互作用
　6．国の規制判断ミス、製薬会社の責任による副作用（いわゆる薬害）

　これらの副作用発現の原因の例を挙げて1.から順番に説明しましょう

1．くすり元々の作用（くすりが元来有している作用）

1）痛み止め、解熱剤の副作用

　痛み止めや解熱剤とか言いますが、専門的には抗炎症解熱鎮痛剤、解熱鎮痛剤、消炎鎮痛剤、非ステロイド性抗炎症剤（NSAIDs：Non-Steroidal Anti-inflammatory Drugs）と呼びます。痛み止めの作用があると言っても、胃痛、腹痛には使ってはいけません。筋肉痛、腰痛、肩関節周囲炎、変形性関節症、関節リウマチ、腱鞘炎、外傷、術後疼痛、等の痛みや炎症に使用するくすりのことで、アスピリン、ロキソプロフェン、インドメタシン、ジクロフェナク、イブプロフェン、ナプロキセン、フェルビナク、スリンダク、ピロキシカム、エトドラク、セレコキシブ等があります。

　これらの抗炎症解熱鎮痛剤の作用は痛み、炎症、発熱の原因物質プロスタグランジン：PGの産生酵素を阻害することによって作用を発現します。すなわち、PGが多量に産生されることにより痛み、炎症、発熱が起こります。抗炎症解熱鎮痛剤はこのPG産生を抑制して効果を発揮します。

　一方、PGは胃や腎臓では常に産生されており、胃粘膜保護作用、胃や腎臓の機能維持に重要な役割を演じていますので抗炎症解熱鎮痛剤を

服用すれば胃や腎臓でのPG産生が阻害され障害を与えてしまうのです。抗炎症解熱鎮痛剤の連日服用による胃腸障害、腎障害の副作用は重大で慢性関節リウマチや変形性関節症の患者さんのように毎日服用する場合、胃潰瘍や腎臓機能障害の副作用に十分気を付けなければいけません。腎機能の検査値には十分注意を払うべきです。

　1990年代始めに炎症や痛みを発現するPGと胃や腎臓で機能維持に役割を演じるPGを作る酵素は似ているが少し異なることがわかってきました。炎症や痛みを発現するPGを作る酵素は、シクロオキシゲナーゼ（COX）-2、胃や腎臓で機能維持に役割を演じるPGを作る酵素は、COX-1ということが判明しました。

　そこで登場したのがCOX-1に対する阻害作用の弱い、COX-2を選択的に阻害するCOX-2選択的阻害剤エトドラクやセレコキシブです。したがって、慢性関節リウマチ、変形性関節症等、連日服用する患者さんや高齢者の患者さんにはこのCOX-2選択的阻害剤は副作用軽減に良いです。反対にアスピリンはCOX-1の方を強く抑制し、COX-1による血小板凝集の抑制作用（止血しにくくなる作用）が強いですので、血栓予防のバイアスピリンとして使用されているのです。しかし、胃や腎臓の副作用には十分注意すべきです。（下図参照）

抗炎症・解熱・鎮痛剤：アスピリン、ロキソプロフェン、ジクロフェナク等）が効くしくみと副作用が発現する理由

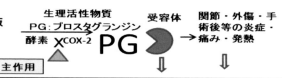

抗炎症・解熱鎮痛剤 △はCOX-2の働きを弱めてPG産生を少なくして、炎症や痛みを和らげ、熱を下げる。

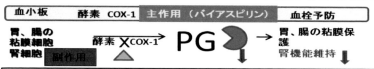

抗炎症・解熱鎮痛剤 △はCOX-1の働きを弱めてPG産生を少なくして、胃腸、腎臓の正常機能を弱め副作用を発現する。

アスピリンの阻害　COX-1＞COX-2　エトドラク等　COX-2　阻害選択的：副作用少

2）抗ヒスタミン作用を有する抗アレルギー剤の副作用

　花粉症、喘息等のアレルギー反応では、細胞（肥満細胞や好塩基球）からのヒスタミン、ロイコトリエン等の化学伝達物質が抗原抗体反応（抗原：花粉、ハウスダスト、動物の毛等と細胞表面にある抗体：イムノグロブリンEとの結合）により細胞から産生遊離します。そして、遊離したヒスタミンやロイコトリエンが、それぞれの受容体に結合して、かゆみ、鼻水、くしゃみ、気道（気管支）収縮による呼吸困難等が引き起こります。

　抗ヒスタミン剤（エピナスチン、オロパタジン、フェキソフェナジン、セチリジン、ベポタスチン、レポセチリジン、ロラタジン等）は、このヒスタミン受容体にヒスタミンが結合しないよう、また、結合したヒスタミンを追い出すようにして受容体に結合してヒスタミンの作用を阻害します。

　ところで、抗ヒスタミン剤は、粘液、唾液、涙等の分泌促進に作用するアセチルコリンの受容体（M3受容体）にも結合し、その作用を阻害します。したがって、口や目の潤いが阻害され、口渇やドライアイの副作用が発現します。また、抗ヒスタミン剤は、脳の中に入りますと眠気を引き起こします。

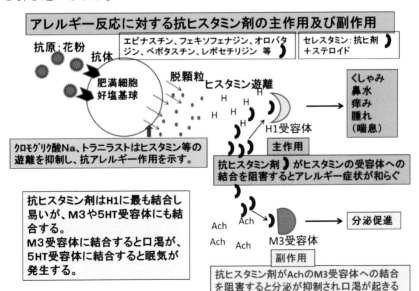

最近の開発される抗ヒスタミン剤は、脳への移行性を低減し、眠気発現を少なくしています。眠気少ない抗ヒスタミン剤が開発されているとはいえ、眠気の副作用を発現する人がいるようです。このような副作用を嫌がる人には肥満細胞、好塩基球からのヒスタミン、ロイコトリエン遊離を抑制するクロモグリク酸ナトリウムやトラニラストが良いと思います。これらはヒスタミン受容体拮抗作用を有しておらず、肥満細胞、好塩基球からのヒスタミンの遊離を抑制することによって抗アレルギー作用を発現しますので眠気やのどの渇きの副作用はほとんどありません。

３）ステロイド剤の副作用

　ステロイド剤のプレドニゾロン、ベタメタゾン、デキサメタゾン等は、経口剤として重篤なアレルギー（喘息）疾患や膠原病、リウマチなどの自己免疫疾患等の治療に最も重要なくすりです。また、癌の治療にも使用されます。軟膏はアトピー性皮膚炎、虫さされ、乾癬等に優れた効果を示します。しかし、ステロイドは糖質ステロイドホルモンですので経口剤で長期服用しますと不眠や興奮、頭が重く感じたり、多尿や色素沈着、多毛、顔が丸くなる（ムーンフェイス）、感染症や糖尿病の誘発、副腎皮質不全症、骨粗しょう症、胃潰瘍、高脂血症、高血圧、精神症状、筋力低下、筋肉痛、白内障、緑内障等の副作用が発現する可能性があります。軟膏では皮膚組織の破壊、皮膚のタンパク質代謝の低下、体内のホルモンバランスを乱す上記症状の副作用を発現する場合があります。ステロイドに対する恐怖心を抱く人がいますが、優れた効果を示しますので、慎重に使用し、医師や薬剤師の意見を聞きながら使用するのが良いでしょう。点眼のステロイド剤は、眼圧上昇（緑内障）に注意して使用すべきです。

４）催眠、抗不安、抗けいれん、筋弛緩剤の副作用

　ベンゾジアゼピン系製剤（トリアゾラム、クロチアゼパム、ブロチゾラム、ニトラゼパム、フルニトラゼパム、エスタゾラム、ジアゼパム、エチゾラム、アルプラゾラム等）では依存症がつくられて、薬をやめると禁断症状があらわれることがあります。とくに身体表現性障害（痛みや

吐き気、痺れなどの自覚的な身体症状があり、日常生活が妨げられているものの、それを説明するような一般の身体疾患、何らかの薬物の影響、他の精神疾患などが認められず、むしろ心理社会的要因によって説明される障害）のある人に起こりやすいです。禁断症状には不眠や不安、頭痛、吐き気、震え、食欲不振、筋肉痛などがみられ、これらは副作用になりますが、不安や不眠はもともとの症状なので、再発したと思い、禁断症状（副作用）であることに気づかないことがあります。このような禁断症状は、1～3週間くらいで徐々に消えていきます。

5）高血圧治療剤ACE阻害剤の副作用

　ACE阻害剤とは血管収縮して血圧上昇作用を示すアンジオテンシンⅡを作るアンジオテンシン転換酵素（ACE）の阻害剤のことです。すなわち、ACE阻害剤は、アンジオテンシンⅡの産生を抑制しますので血圧を下げます。ACE阻害剤としてはカプトリル、エナラプリル、リシノプリル、ペリンドプリル、トランドラプリル、デラプリル、テモカプリル、イミダプリル等があります。ところで、アンジオテンシン転換酵素は、キニナーゼⅡと同じで、この酵素を阻害するとブラジキニンが分解されず、蓄積します。ブラジキニンは、空咳を誘発しますので、ACE阻害剤には空咳の副作用があります。（下図参照）

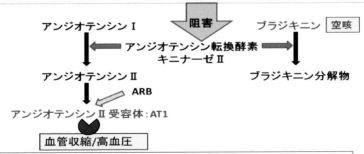

そこでアンジオテンシンⅡタイプⅠ：AT1受容体でアンジオテンシン Ⅱに拮抗し、降圧作用を示すアンジオテンシン受容体ブロッカー：ARB が開発されました。ARBとしてバルサルタン、ロサルタン、カンデサル タン、テルミサルタン、オルメサルタン、アジルサルタン等があります。 これらのくすりは、作用機序からすると空咳の副作用がないこともあり、 最近ではACE阻害剤以上に高血圧等の治療に使われています。

６）中枢性鎮痛剤の副作用

　中枢性鎮痛剤としてはモルヒネ、フェンタニル、オキシコドン、ペン タゾシン、ブプレノルヒン、トラマドール等があり、がん疼痛の緩和に 最近多く使われています。これらモルヒネ様物質（オピオイド）の鎮痛 作用発現に関与する細胞表面受容体タンパク質をオピオイド受容体とい います。この受容体のサブタイプ μ （ミュー）あるいは κ （カッパ）受 容体にこれら中枢性鎮痛剤が結合すると強力な鎮痛作用を示します。さ らに、呼吸抑制、胃腸運動抑制に伴う便秘、嘔吐、眠気、せん妄、幻覚、 排尿障害等の作用を示します。これらの作用はがん疼痛に鎮痛作用を期 待して使用する際には厄介な副作用となります。特に呼吸抑制は死に至 りますので注意しなければなりません。便秘もかなり高率に発生します ので緩下剤の併用は必要と思います。また、せん妄、幻覚、依存性もあ りますので取り扱いは厳重でなければなりません。これらの規制区分は 次表のとおりで、麻薬に規制されているくすりの取り扱いは医師、薬剤 師であっても麻薬取扱者免許を取得していなければなりません。トラマ ドールは唯一、向精神薬、習慣性医薬品および麻薬の規制を受けない中枢 性鎮痛剤です。最近ではがん疼痛に麻薬の貼付剤が繁用されています。

　がん疼痛の緩和に対してWHO（世界保健機関：World Health Organization） の３段階除痛ラダー（次図 参照）があり、第一段階の軽度の痛みの場合 は、抗炎症解熱鎮痛剤やアセトアミノフェンを使用します。それでも効 かなくなると、第二段階として、第一段階の薬剤を使用しつつ、コデイ ン、トラマドール等の弱オピオイドを追加します。（コデインはモルヒ ネのほぼ1/10〜1/6の鎮痛効力を持ち、体内で代謝され1/10がモルヒ

中枢性鎮痛剤「がん疼痛治療剤」の規制区分

中枢性鎮痛剤　一般名	劇 薬	向精神薬	習慣性医薬品	麻 薬
トラマドール塩酸塩	○			
ペンタゾシン塩酸塩	○	○	○	
ブプレノルフィン塩酸塩	○	○	○	
コデインリン酸塩	○			○
ジヒドロコデインリン酸塩	○			○
オキシコドン塩酸塩水和物	○			○
モルヒネ硫酸塩水和物	○			○
モルヒネ塩酸塩水和物	○ 原末毒薬			○
フェンタニル	○			○
フェンタニルクエン酸塩	○			○

となり効果を発揮します）。それでも効かなくなると、第三段階として、
第一段階の薬剤を使用しつつ、モルヒネ等の強オピオイドを使用します。
これがWHO三段階除痛ラダーで、第一段階のアセトアミノフェンや抗
炎症解熱鎮痛剤は土台部分でずっと使用し、痛みに合わせそれより強い
薬剤を追加していきます。

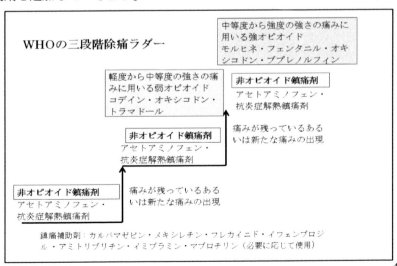

7）5α還元酵素阻害剤の副作用

　5α還元酵素阻害剤　フィナステリドやデュタステリドは男子ホルモン　テストステロンをジヒドロテストステロン（DHT）に転換されるのを阻害する薬剤です。結果的にDHTがアンドロゲン受容体と結合するのを抑制して男性型脱毛症（AGA）に対して脱毛抑制効果を示します。デュタステリドはAGAに対する用量以上の高用量で前立腺肥大や前立腺がんへの適応も有しています。これら薬剤は抗アンドロゲン作用を有していますので男性ホルモンレベルが低下し、副作用として性欲減退、勃起機能不全、射精障害、精液量減少等が発現します。

8）β受容体を介した副作用

　β受容体にはβ1とβ2があり、β1は心臓にβ2は気管、気管支に存在します。β2刺激剤（ツロブテロール、マブテロール、フェノテロール、サルメテロール、プロカテロール）は喘息の呼吸困難に有効ですが、β2選択性があるといってもβ1にも作用することがありますので心拍数の増加の副作用が発現することがあります。一方、βブロッカー（プロプラノロール、ピンドロール、カルベジロール、ビソプロロール）はβ1をブロックして心拍数を下げ降圧作用を示します。しかし、気道を収縮させる副作用の発現の可能性が高いので喘息患者には使用しない方が安全です。

2．くすりを正しく使用しなかった時
1）指示（処方）通り使用しなかった時

　薬局で買ったくすりも、処方してもらったくすりも指示通り飲んでください。服用したくすりが決められた量や回数より多いと血液中濃度が高くなり、副作用を起こす場合があります。例えば、次図のように昼に飲みわすれた場合、夜に昼に忘れた分も同時に2倍量服用すると血液中濃度が高くなり、副作用を発現することがあります。常に一回量は指示通り飲むべきです。

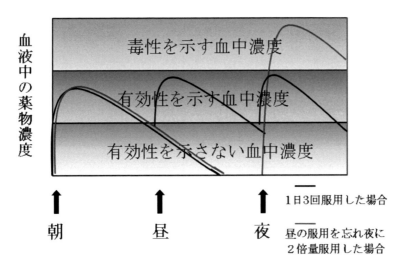

血液中の薬物濃度

毒性を示す血中濃度

有効性を示す血中濃度

有効性を示さない血中濃度

朝　　　　昼　　　　夜

━━ 1日3回服用した場合

━━ 昼の服用を忘れ夜に
2倍量服用した場合

2）インターネットでの医療用医薬品の購入

　ED（erectile dysfunction）治療剤バイアグラ：一般名シルデナフィル、レビトラ：一般名バルデナフィル、シアリス：一般名タダダフィルをインターネットで購入する人がいます。ED治療薬の偽造品を服用した男性が意識障害を起こし、病院に搬送されるという事例や、偽造ED治療薬服用との因果関係は明らかではないものの、呼吸困難等で病院に搬送され死亡に至った男性の衣服から偽造ED治療薬が見つかる事例が報告されています。これらの報告を受けた厚生労働省から、「模造医薬品による健康被害に対する注意喚起」のお知らせが出されました。くすりは、国が承認した物で製造法、純度、不純物プロファイル、安定性等も承認事項です。違反していれば薬機法違反であり、市場から回収しなければなりません。インターネットで販売されている物はどんな製法で作っているのか、どんな純度か、品質保証されていない場合があります。インターネットで販売されているED治療薬の半分以上は偽造医薬品（Counterfeit）です（JPMA News Letter No.147 2012/01）ので購入には注意を要します。循環器内科/泌尿器科で診察してもらい処方せんでED治療剤を処方してもらうべきです。医療用医薬品を自分の裁量で購入し、服用した場合、自己責任であり、薬物乱用に当たります。したがって、当然です

が、副作用が出たとしても後で説明します健康被害救済制度の対象にはなりません。

　サプライチェーン（製品の原材料が生産されてから、最終消費者に届くまでのプロセス）における医薬品の品質を保証し、偽造医薬品の流入を防ぐためEUや米国ではGood Distribution Practice（GDP）があります。このようなシステム等を日本でも取り組むべく業界では種々対策を進めています。

3．自分の体質、または体調で副作用が発現する場合（高用量　くすりの作用・性質でもある）

　くすりを服用/使用した後、以下のような重篤な症状が認められた場合、直ちに服用を中止し、医師の診療を受けるべきです。
発疹、かゆみ、胸苦しさ、顔面蒼白、冷や汗、息苦しさ、腹痛や嘔吐、傾眠、昏睡状態、ショック状態、全身痙攣、筋肉の痛み、筋力減退、赤褐色尿、タンをともなわない咳、過呼吸、めまい、不眠、排尿困難、むくみ、倦怠感、目のかすみ　等
　これらの副作用は、薬疹であるスチーブンス・ジョンソン症候群や中毒性表皮壊死症（TEN、Lyell症候群）、間質性肺炎、横紋筋融解症、乳酸アシドーシス（メトホルミン製剤注意）、ショック、喘息、肝/腎機能障害等の可能性があります。

1）スチーブンス・ジョンソン症候群（皮膚粘膜眼症候群）

　くすりの副作用が最大原因と疑われています。アレルギー反応（薬疹）の一種とされており、現段階では詳細は不明です。突然発症し、高熱（38℃以上）、目の充血、めやに、まぶたのはれ、目が開けづらい、くちびるや陰部のただれ、排尿・排便時の痛み、のどの痛み、皮膚広範囲の紅斑がみられ、その症状が持続したり、急激に悪くなったりする粘膜部では水疱やびらんがひどくなり、失明の例もあります。予後の悪い疾患で多くの患者が後遺症に悩まされます。
　原因医薬品の服用後2週間以内に発症することが多いですが、数日以

内あるいは1ヶ月以上のこともあります。なお、眼病変は、皮膚または
他の部位の粘膜病変とほぼ同時に、あるいは皮膚病変より半日ないし1
日程度先行して認められ、両眼性の急性結膜炎を生じます。症状の持続
や急激な悪化を認めた場合には早急に入院設備のある皮膚科の専門機関
に行くべきです。

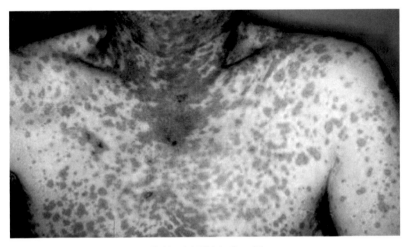

体幹の浮腫性紅斑の例
　重篤副作用疾患別対応マニュアル　「スティーブンス・ジョンソン 症候群
　（皮膚粘膜眼症候群）」平成18年11月　厚生労働省　より

・スティーブンス・ジョンソン症候群を起こす可能性のある薬剤
　抗生物質、抗炎症解熱鎮痛薬、抗てんかん薬、痛風治療薬、サルファ
　剤、消化性潰瘍薬、催眠鎮静薬・抗不安薬、精神神経用薬、緑内障治
　療薬、筋弛緩薬、高血圧治療薬など広範囲にわたり、その他の医薬品
　によっても発生することが報告されています。
　参考にした資料　重篤副作用疾患別対応マニュアル　「スティーブンス・ジョンソ
　　　　　ン 症候群（皮膚粘膜眼症候群）」平成18年11月　厚生労働省

・スティーブンス・ジョンソン 症候群がさらに重症型に移行したものが
　TEN（Toxic Epidermal Necrosis）型薬疹です。TEN型薬疹は中毒性
　表皮壊死融解症（ライエル症候群）とも言われ、薬の服用後、短時間

に、突然に全身に紅斑が出て、火傷をしたような灼熱感とチクチクする痛みが現れてただれてきます。全身の皮膚がべろりとむけるようになり、喉の発赤が初期に出ます。このような場合は専門医を緊急受診し、入院治療が必要です。発症頻度は人口100万人当たりで年間1人程度ですが、死亡率は20-30%と高いので注意を要します。

２）薬剤性 横紋筋融解症

　横紋筋融解症では骨格筋が壊死を起こし筋細胞中の成分が血液中に浸出し、筋肉が障害されて筋肉痛や脱力感等の症状があらわれ、次第に疼痛や麻痺、筋力減退、赤褐色尿などの症状が発現します。分かりやすく言えば手足、肩、腰その他の筋肉が痛む、手足がしびれる、手足に力がはいらない、こわばる、全身がだるい、尿の色が赤褐色になるなどの症状が出ます。夏期には脱水や熱中症によりあらわれる場合があります。重症の場合は、多量のミオグロビンによって急性腎不全症状を伴います。血液生化学検査においては血中ミオグロビンが上昇し、クレアチンキナーゼ（CPK）などの筋原酵素も著しく上昇します。

横紋筋融解症を誘発する可能性のある薬剤
・高脂血症治療薬/スタチン系薬剤：プラバスタチン、シンバスタチン、ロスバスタチン、ピタバスタチン、アトロバスタチン、フルバスタチン、
・高脂血症治療薬/フィブラート系薬剤：ベザフィブラート、フェノフィブラート
・抗菌薬/ニューキノロン系薬剤：オフロキサシン、シプロキサシン、ノルフロキサシン、ロメフロキサシン、レボフロキサシン、モキシフロキサシン、ガチフロキサシン、プルリフロキサシン、パズフロキサシン、トスフロキサシン、ナジフロキサシン
・喘息治療剤/キサンチン系薬剤：ジプロフィリン、テオフィリン、プロキシフィリン、アミノフィリン
・抗精神病薬、抗パーキンソン病薬：ハロペリドール、メトクロプラミド、ドンペリドン

参考にした資料　重篤副作用疾患別対応マニュアル　横紋筋融解症　平成18年11月　厚生労働省

3）間質性肺炎：肺線維症

　間質性肺炎は細菌性肺炎、誤嚥性肺炎とはまったく別の病気です。肺がかたくなるので肺線維症とも呼ばれます。高率に肺がんを合併します。主にタンをともなわない咳と運動による呼吸困難には注意を要します。例えば階段を登ったり、少し無理をしたりすると息切れがする・息苦しくなる、空咳が出る、発熱するなど、これらの症状が急に出現したり、持続したりします。これらの症状が出れば速やかに医師に相談すべきです。

間質性肺炎の副作用を誘発する可能性のある薬剤
・抗ガン剤：ゲフィチニブ、ブレオマイシン、ブスルファン、マイトマイシンC
・抗リウマチ剤：メトトレキサート（MTX）、金チオリンゴ酸Na（商品名　シオゾール）、オーラノフィン（商品名　リドーラ）、シクロホスファミド、ペニシラミン
・肝炎治療剤：インターフェロン-α
・漢方薬：小柴胡湯等　オウゴン、ケイヒを含む漢方薬
・胆道疾患改善薬：ウルソデオキシコール酸
・不整脈用剤：アミオダロン
　参考にした資料　重篤副作用疾患別対応マニュアル　間質性肺炎（肺臓炎、胞隔炎、肺線維症）平成18年11月　厚生労働省

　適応症として認められていませんが、胃炎胃潰瘍治療剤のセルベックスが本副作用予防に良いとの文献があります。

4）痙攣

　抗炎症解熱鎮痛剤を化学構造からサリチル酸系（アスピリン）、プロピオン酸系（フェンブフェン、ナプロキセン、ロキソプロフェン、ケトプ

ロフェン）、フェニール酢酸系（ジクロフェナク Na、フェルビナク）、イ
ンドール酢酸系（インドメタシン）、オキシカム系（ピロキシカム）等に
分類します。これらに中でプロピオン酸系やフェニール酢酸系の抗炎症
解熱鎮痛剤とニューキノロン系抗菌剤（ノルフロキサシン、エノキサシ
ン、ロメフロキサシン、シプロキサシン）との併用で痙攣誘発の副作用
が発現する可能性があります。

　プロピオン酸系やフェニール酢酸系の抗炎症解熱鎮痛剤とニューキノ
ロン系抗菌剤併用による痙攣の誘発は脳内のGABA（γアミノ酪酸）受
容体にGABAが特異的に結合するのを阻害するためと考えられています
（下図参照）。すなわち、GABAがGABA受容体に結合すると鎮静、抗痙
攣、抗不安作用が発現しますが、この作用がプロピオン酸系やフェニー
ル酢酸系の抗炎症解熱鎮痛剤とニューキノロン系抗菌剤併用時に打ち消
されるために痙攣が誘発されるとされています。（下図参照）

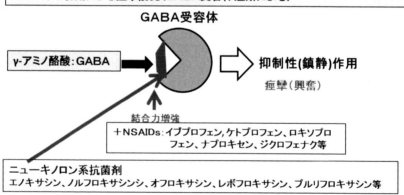

キノロン系抗菌剤と一部の抗炎症解熱鎮痛剤（プロピオン酸系、フェニール酢酸系NSAIDs）の併用による痙攣誘発（GABA受容体遮断による）

5）イリノテカン（肺がん、子宮頸がん、卵巣がん、胃がん、大腸がん、乳がん治療剤）の副作用（次図参照）

　イリノテカン（カンプト、トポテシン）を服用しますと肝臓で抗がん
作用を示す活性体SN-38に代謝され、これが血液中に移行して作用を発
現します。SN-38は、抗がん作用を示しますが、同時に細胞分裂が活発

な組織にも作用しますので造血組織である骨髄に対する副作用（骨髄抑制：白血球減少による細菌感染、赤血球減少により貧血、血小板減少により出血傾向等が生じやすくなります）も発現します。活性体SN-38は、薬物代謝酵素UGT（ウリジン２リン酸グルクロン酸転移酵素）1A1によりSN-38Gになり、体外に排出されますが、UGT1A1の代謝酵素活性（分解能力）が人によって異なりますので骨髄抑制の副作用の発現も人によって強弱があります。すなわち、Aさんの場合、UGT1A1の代謝酵素活性が強いのでSN-38は、SN-38Gに多く代謝され、SN-38の血中への移行する量が少なくなり、骨髄抑制の副作用は比較的少ないです。一方、Bさんの場合、UGT1A1の代謝酵素活性が弱いのでSN-38の血中への移行する量が多くなり、骨髄抑制の副作用が強く発現します。

参考にした資料　日経メディカルCancer　Review　2007.2.7

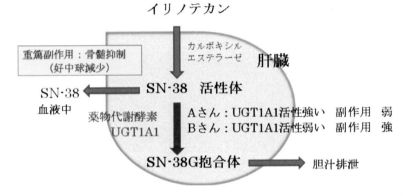

　このように今後は、個々人の代謝酵素等を遺伝子解析してくすりや投与量を選択するテーラーメイド医療の時代が来ると思われます。ゲノム情報（遺伝子の特徴）に基づいた「個人の医療（投薬）：テーラーメイドの医療」と「創薬研究開発」を目指す学問をファーマコゲノミクス（Pharmacogenomics、PGx）と言います。その研究成果の例を紹介しましょう。

　乳がんの抗体治療剤ハーセプチンは、がん細胞にHER2タンパクを多くもっているがんに有効です。検査で取ったがん細胞の表面を調べて、HER2がほとんどない（0）、あまりない（1+）、かなりある（2+）、たく

さんある（3+）がん細胞の中で、強陽性（たくさんある）の（3+）の患者さんがHER2の抗体ハーセプチンの治療の対象となります。図に示すようにがん細胞にHER2タンパクを多くもっていれば、それに対する抗体の治療剤ハーゼプチンががん細胞を殺すからです。反対にがん細胞にHER2タンパクがあまり発現していない患者さんにハーセプチンを投与すれば効果はなく、副作用ばかり多く発現することになります。

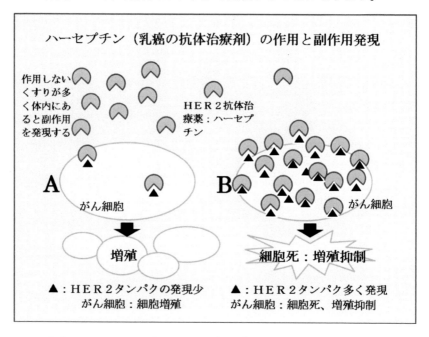

このようにファーマコゲノミクス（PGx）は、テーラーメイド医療の応用、人命保護、副作用被害の抑制、副作用等による販売停止リスクの抑制、確実な効果のある治療、無駄な服薬の低減、副作用保証の低減、開発リスクの低減、無駄な薬剤費の削減、無駄な治療による病状悪化に起因する医療費の減少等々さまざまなメリットがありますので益々研究が盛んとなると思われます。

　現在、スチーブンス・ジョンソン症候群、中毒性表皮壊死症（TEN、Lyell症候群）、薬剤性の間質性肺炎、横紋筋融解症等の副作用がどのような人に発現し易いのか、国も力を入れて解析をすすめています。これ

も PGx の一つです。

4．くすりと飲食物との相互作用

　くすりは、どの飲み物で服用するのが正しいのでしょうか。一般にくすりは、水で飲む（服用する）のがよいとされます。37℃位のぬるま湯（白湯：さゆ）で服用するとさらに身体にやさしいです。その理由は①食道が広がり、くすり（錠剤・カプセル）が途中で食道にひっかかるのを防ぐ役目をします。②胃の負担を軽くし、くすりが水に溶けることによって腸の粘膜から吸収されやすくなります。③白湯であれば胃の温度を下げることがないので胃の働きを抑えることなく円滑に吸収されるからです。

　お茶で飲むのはどうでしょうか。お茶にはタンニンが含まれ、くすりと混ざると沈殿が生じて吸収が悪くなると言われています。特に鉄剤は、お茶で飲まない方が良いとされています。すなわち、鉄と結合してタンニン酸となることで吸収が妨げられえると考えられています。しかし、お茶で飲んでも鉄剤の血液中濃度は、変わらないとする報告（鉄剤に含まれている鉄の量は非常に多いため、お茶などで少しくらい鉄の吸収が妨げられても、治療効果に変わりない）があり、鉄剤を服用するときはお茶を飲まないようにと薬の服用上の注意書きはなくなりました。

　参考にした資料　市立池田病院　お薬情報　服用法（内服）

1）グレープフルーツジュースでのくすりの服用

　くすりの吸収、分布、代謝、排泄に関しては前述していますが、くすりは、肝臓の代謝酵素（薬物代謝酵素）で代謝されます。グレープフルーツは、ある種の薬物代謝酵素（CYP3A4）を阻害します。したがって、CYP3A4で代謝されるくすりをグレープフルールジュースで服用すると、くすりの代謝が阻害されて血中濃度が上昇し、副作用を発現する可能性があります。CYP3A4で代謝されるくすりにはカルシウム拮抗剤（ニフェジピン、ベニジピン、ジルチアゼム、ベラパミル等）、免疫抑制剤（シクロスポリン、タクロミクス）、抗血小板剤（シロスタゾール）、抗

真菌薬（イトラコナゾール、ケトコナゾール等）、睡眠鎮静薬（トリアゾラム等）、抗不安薬（フルニトラゼパム等）、抗うつ薬（トリプタノール、イミプラミン：販売名トフラニール等）、抗てんかん薬（クロナゼパム：商品名リボトリール、ランドセン、カルパマゼピン：商品名テグレトール等）、抗不整脈用薬（ジソピラミド：商品名ノルペース、リスモダン等）、抗脂血症用薬（シンバスタチン等）、ステロイド剤（プレドニゾロン等）およびマクロライド系抗生物質（エリスロマイシン、クラリスロマイシン）等があります。これらのくすりは、グレープフルーツで服用するとくすりの代謝に影響を及ぼします。

　グレープフルーツ同様にCYP3A4の作用を阻害する薬剤としては、抗菌薬エリスロマイシン、クラリスロマイシン、ノルフロキサシン、シプロフロキサン、向精神薬フルボキサミン：商品名デプロメール、ルボックス、循環器用剤ジルチアゼム、ベラパミル、消化器用剤シメチジンがあり、CYP3A4で代謝されるくすりはこれらとの併用に注意すべきです。さらに、CYP3A4で代謝されるくすりをCYP3A4の作用を誘導するくすりである抗菌薬リファンピシン、抗痙攣薬カルバマゼピン：商品名テグレトール、フェノバルビタール：商品名フェノバール、フェニトイン：商品名アレビアチン、ヒダントール等と併用すると代謝が促進されますので気をつけなければなりません。

２）アルコール（お酒）でのくすりの服用

　アルコール（お酒）は、肝臓でアルコール脱水素酵素（ADH）によってアセトアルデヒドに代謝されます。アセトアルデヒドは、アルデヒド脱水酵素（ALDH）によって酢酸に分解され、体内で最終的に水と炭酸ガスになります（次図参照）。アルコール代謝が円滑に行われれば問題ないのですが、アセトアルデヒドが蓄積すると気分が悪くなり、二日酔いになります。アルコール依存症の人に使用される抗酒癖剤のジスルフィラム；商品名ノックビン、シアナミドは、このアルデヒド脱水素酵素を阻害しますのでアセトアルデヒドが蓄積し、お酒を止めるのを助けるくすりです。セフェム系抗生物質セフジニル、セフカペンピボキシル、セフ

ジトレンピボキシルは、アルデヒド脱水酵素を阻害しますのでアルコールを飲んだ特に服用するとアルデヒドが蓄積する副作用が出る可能性があります。

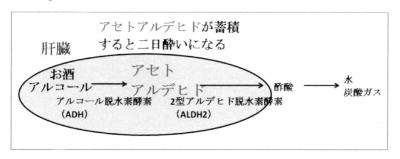

ちなみに、黄色人種の約50％の人がアルデヒド脱水酵素不活性です。このような人は、お酒を飲むとアセトアルデヒドがたまるのでお酒に弱いのです。一方、白人や黒人が、お酒（アルコール）に強いのはアルデヒド脱水酵素が正常に働くためです。

3）納豆、クロレラ、青汁等とワーファリンの服用

　脳梗塞、心筋梗塞を予防するために血液凝固を抑制する（血栓を作らせないようにする）ワーファリンを使用することがあります。血液を凝固させる物質は、数多くありますが、そのうちのいくつかが肝臓で作られ、その合成にビタミンKが関わっています。ワーファリンはこれら凝固因子の生合性阻害作用を有していますので血栓形成予防（血液凝固阻止）に有効です。納豆、クロレラ、青汁にはビタミンKが多く含まれますので併用するとワーファリンの効果が弱まります。従って、ワーファリンを服用している人は納豆、クロレラ、青汁の飲食に気をつけなければなりません。

5．くすりとくすりとの相互作用
1）蛋白結合（血漿アルブミンとの結合）の強弱による相互作用

　くすりは、血液中（血漿）アルブミンと結合していない遊離の形で作用します。血漿アルブミンと結合し易いくすり（蛋白結合の強いくすり）

同士の場合、下図の様に椅子取りゲームのようになり、結合力の強いくすりBは、結合力の弱いくすりAを追い出しますのでくすりAは、血液中に遊離し、くすりAの作用が強く現れます。血栓を予防する抗凝固剤ワーファリンと抗炎症解熱鎮痛剤（ロキソプロフェン等）とを併用した場合で説明しましょう。この場合ワーファリンより抗炎症解熱鎮痛剤の方が強く血漿アルブミンと結合しますので、遊離するワーファリンの濃度が高くなり、ワーファリンの効果が強くなり、副作用も発現する可能性があります。

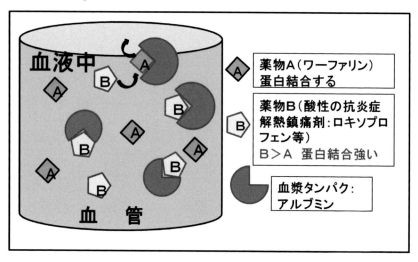

2）金属カチオン含有製剤との併用により影響を受ける薬剤

　金属イオン、特にアルミニウム、鉄、マグネシウム、カルシウム等の多価陽イオンは、ある種のくすりと化学的な結合（キレート形成と呼ぶ）により難溶性の複合体をつくることがあります。金属カチオン含有製剤にはB欄に記載しているように胃炎、胃潰瘍治療剤（スクラルファート、水酸化アルミニウムや水酸化マグネシウムを含む製剤）、緩下剤（下剤）（マグミット：酸化マグネシウム）、鉄剤（貧血治療剤）（クエン酸第一鉄）等があります。次表には金属イオンで影響を受けるくすりをA欄に記載しています。これらのくすりは、金属カチオンと結合して複合体を作り、吸収が阻害されることがありますのでAの服用後、2～3時間以上

間隔をあけてBを服用するのが良いと思います。

分 類	影響を受ける薬：A	金属カチオン：B
セフェム系抗菌剤	セフニジル	鉄剤（クエン酸第一鉄Na） Al, Mg含有制酸剤（酸化マグネシウム）
テトラサイクリン系抗菌剤	ミノサイクリン テトラサイクリン	Mg、Al含有製剤（酸化マグネシウム） 鉄剤（クエン酸第一鉄Na） Ca含有製剤(アスパラギン酸カルシウム、牡蛎（ボレイ）竜骨、石膏を含む生薬)
ニューキノロン系抗菌剤	レボフロキサシン、プルリフロキサシン、オフロキサシン 等（レボフロキサシン、オフロキサシン等はCaと相互作用ない）	Mg, Al含有製剤（酸化マグネシウム） Ca含有製剤(アスパラギン酸カルシウム、牡蛎（ボレイ）竜骨、石膏を含む生薬) 鉄剤（クエン酸第一鉄Na）
甲状腺ホルモン製剤	レボチロキシンNa、リオチロニンNa	Al含有製剤（スクラルファート、アルジオキサ） 鉄剤（クエン酸第一鉄Na）
利胆剤	ウルソデオキシコール酸	Al含有製剤（スクラルファート、アルジオキサ）

鹿児島市医報　通巻514号 2004年　改変

3）くすりの排泄機構P-糖タンパク質の阻害作用による副作用

　P-糖タンパク質は脳毛細血管内皮細胞、小腸、肝臓、腎臓等に存在し、それぞれ薬物の脳への移行の制限、薬物の吸収の制限、胆汁への排出、尿細管腔側への排出機構を有しており、阻害されると脳内および血中濃度が上昇する可能性があります。（次図参照）

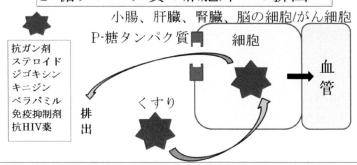

P-糖タンパク質の細胞外への排出

小腸、肝臓、腎臓、脳の細胞/がん細胞

P-糖タンパク質　細胞

抗ガン剤
ステロイド
ジゴキシン
キニジン
ベラパミル
免疫抑制剤
抗HIV薬

排出

くすり

血管

小腸、肝臓、腎臓細胞のP-糖タンパク質を阻害すると血中濃度上昇

　細胞からくすりを排出する機構のP-糖タンパク質を介して細胞から排出されるくすりとしては抗がん剤、ステロイド剤、ジゴキシン、キニジン、ベラパミル、免疫抑制剤、抗HIV薬等があります。これらのくすりとP-糖タンパク質阻害作用を有するくすりとを併用すれば細胞でのくすりの存在時間が長くなり、副作用が発現する可能性が高くなります。P-糖タンパク質を阻害するくすりとしてはクラリスロマイシン、ベラパミル、アトロバスタチン、シクロスポリン、タクロリムス、オランザピン、ペロスピロン：商品名ルーラン、リスベリドン、ジルチアゼム、パロキセチン等があります。

　例えばジゴキシンとクラリスロマイシンあるいはパロキセチン等を併用した場合、クラリスロミシンやパロキセチンにより、P-糖タンパク質を介したジゴキシンの排泄が阻害され、ジゴキシンの血中濃度が上昇し作用が強く出て、副作用が発現する可能性があります。

　一方、P-糖タンパク質はがん細胞にも発現し、多くの抗がん剤を細胞外へ排出することにより、抗がん剤の効果が弱くなる（薬剤耐性）とされています。従って、P-糖タンパク質を阻害することにより、癌細胞の薬剤耐性をなくし、抗がん剤を効くようにすることも試みられています。

　後述しますが、シンナー、大麻、覚せい剤、麻薬等は脳の機能を守っている血液脳関門（blood-brain barrier：BBB）のP-糖タンパク質の薬物排泄機構を掻い潜って脳内に入ってしまうため脳の働きを阻害し、厄

介な症状を示すのです。

6．国の規制判断ミス、製薬会社の責任による副作用（いわゆる薬害）

1）サリドマイド事件

　1959年大日本製薬が胃腸薬「プロバンM」にサリドマイド：鎮静睡眠剤を配合し、販売しました。これは妊婦のつわり防止に使用され、服用した女性から手足などに障害のある子供（子供の手や脚が極端に小さかったり、耳がなかったりした）が次々と誕生しました。諸外国に比べて日本の回収措置が約半年遅れ、販売停止、回収（1962年9月18日）が迅速になされなかったこともあり、約1000人の子供が被害を受けたと言われています。一方、サリドマイドは、特殊な血液がんに有効とされていることから2008年10月6日厚生労働省は、多発性骨髄腫の治療薬としてサリドマイドを厳しい使用条件の下、藤本製薬に製造販売承認を許可しました。

　参考にした資料　ウィキペディア　サリドマイド　等

2）スモン事件

　本事件以前、整腸剤キノホルムは、「内服しても消化管から吸収されないので安全である」とされていました。しかし、一日投与量が多い場合の毒性を危惧する文献は、戦前すでに発表されていました。それにもかかわらず、副作用文献をきちんと検討することなく、劇薬指定をはずし（戦前）、適応症をアメーバ赤痢という特殊な疾患から、一般的な下痢症状まで拡大（戦後）しました。一方でキノホルム原因説を1970年8月に新潟大学の椿忠雄教授が疫学的調査を踏まえて提唱し、厚生省はこれを受けてキノホルム剤の販売を直ちに停止しました。その結果、スモン：SMON（亜急性・脊髄・視神経・末梢神経障害：Subacute Myelo-Optico-Neuropathyの略称）の発生は激減し、キノホルム原因説を確証する有力な証拠となりました。また、動物実験によってキノホルムがスモンの症状を引き起こすことが確認され、キノホルム説は確立されました。それまでかなりの時間がかかったことが日本国内において患者が大

量発生（一万人以上）した原因となりました。これに対して全国各地で裁判が起こされ、その結果、明らかな薬害として、国と製薬企業の責任が認められたのです。

　参考にした資料　インターネット薬害スモン　文責　栗岡　幹英

　ところで、キノホルムがアルツハイマー病の治療に有効である可能性を示した報告があります。アルツハイマー病の脳にはアミロイド斑と称する沈着物質が蓄積し、これがこの病気の原因ではないかとされています。アミロイド斑の主要構成要素はβアミロイドと呼ばれる蛋白で、これは、可溶性の間は無害ですが、銅と亜鉛の沈着によって不溶性の塊に変化すると脳でアミロイド斑となります。銅や亜鉛と結合する化合物（キレート剤）がアミロイド斑を溶かし去ることが、マウスやアルツハイマー病の剖検脳で実験的に証明され、その化合物の中でキノホルムが有望であることが報告されました（Science 2000；290，Nov．17，1273）。キノホルムは、日本ではスモンの原因と分かって昭和45（1970）年に製造発売が禁止され、米国ではFDAによって急性のビタミンB12欠乏を起こすことで発売中止になっています。スモンについての警戒は必要であり、今後、慎重に開発が進むかもしれません。

3）薬害エイズ事件（血液凝固因子製剤によるHIV感染）

　血友病治療（止血、出血予防：欠損している血液凝固因子を体内に注入する因子補充療法）のために使用されていた非加熱血液製剤に混入していたヒト免疫不全ウイルス（HIV: Human Immunodeficiency Virus、エイズウイルスともいう）により感染被害が発生しました。対策が遅れ、特に非加熱製剤を使用していた血友病患者約5,000人のうち約1,400人が感染し、多くの死亡者が出ました。加熱製剤が開発された後も2年4ヶ月以上の間なかなか承認されず、非加熱製剤を使い続けたためにエイズ（AIDS: Acquired Immune Deficiency Syndrome 後天性免疫不全症候群）の被害が拡大しました。1989年5月に大阪で、10月に東京で製薬会社（当時のミドリ十字：現在の田辺三菱製薬と化学及血清療法研究

所）と非加熱製剤を承認した厚生省に対して損害賠償を求める民事訴訟が提訴され、1996年2月に当時の菅直人厚生大臣が謝罪し、3月に和解が成立しました。関係した当時の帝京大学医学部附属病院副院長、厚生省官僚、ミドリ十字の幹部が業務上過失致死容疑で逮捕・起訴されました。これらの事件解決に貢献した川田龍平さんは政治家（国会議員）として活躍されています。

　　参考にした資料　ウィキペディア　薬害エイズ事件　等

4）薬害肝炎事件（血液製剤によるＣ型肝炎ウイルス感染）

　血液凝固因子製剤（フィブリノゲン製剤、非加熱第IX因子製剤、非加熱第VIII因子製剤）の投与によるＣ型肝炎（非Ａ非Ｂ型肝炎）の感染被害のことです。田辺三菱製薬は、フィブリノゲン製剤の推定投与数は約29万人であり、推定肝炎感染数1万人以上と試算しています。2002年：血液製剤「フィブリノゲン」「第9因子製剤」を投与されてＣ型肝炎に感染した被害者が、国と製薬会社3社（田辺三菱製薬、同社子会社ベネシス、日本製薬）に損害賠償を求め提訴しました。2006年6月大阪地裁で、8月福岡地裁で、それぞれフィブリノゲン製剤について、国と製薬会社の責任を一部認める判決が言い渡されました。本事件解決に尽力された福田衣里子さんは政治家（国会議員）として活躍されました。

　　参考にした資料　ウィキペディア　薬害肝炎　等

5）ソリブジン事件

　1993年9月当時日本商事が開発した帯状疱疹（ほうしん）治療薬ソリブジンが、発売後1年間に15人の死者を出した事件のことです。ソリブジンは、がん患者や手術後の患者で免疫力が低下したときに、ヘルペスウィルスが増殖し、皮膚に帯のように水膨れができる帯状疱疹の新薬として開発されました。次図に示すようにソリブジンは体内でブロモビニルウラシルに代謝されます。このブロモビニルウラシルは抗がん剤フルオロウラシル（5-FU）の代謝酵素DPD（ジヒドロピリミジンデヒドロゲナーゼ）と結合して不可逆的な酵素阻害が起こります。その結果、5-FU

の血中濃度が上昇し、5-FUの副作用である白血球減少、血小板減少など
の血液障害を引き起こします。これが死亡例を引き起こした原因です。治
験段階でも投与された患者3人が死亡していました。構造式からこの現
象は予想されますので調査不足の薬害ともいえます。さらに副作用で死
亡事故が発生したことが公表されるまでに、日本商事の社員と、販売会
社エーザイの社員、さらには取引先の医師やその家族らがそれぞれ自己
保有している日本商事やエーザイの株式を売却して株価下落の損失を回
避し、証券取引法違反（インサイダー取引禁止）にも問われました。こ
の副作用の例は、くすりの相互作用に起因すると同時に会社の責任でも
あり、薬害と言える事件でした。1995年日本商事は製品在庫や原薬を処
分し、自主的に承認を取り下げてソリブジンは市場から完全になくなり
ました。現在、帯状疱疹治療剤（抗ヘルペスウィルス作用）としてはゾ
ビラックス（アシクロビル）が販売されています。

　参考にした資料　ウィキペディア　ソリブジン

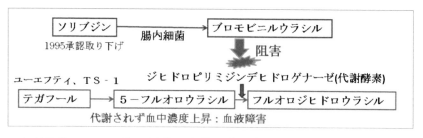

　本事件等は、その後、新薬販売後の市販後安全対策（市販後調査等）
の充実を図るきっかけにもなりました。

V．副作用に関する薬事制度

　これら薬害発生、特にスモン・キノホルム薬害事件は、サリドマイド事件の時にはなし得なかった薬事法（薬機法以前の法律）の改正と、健康被害救済制度の創設という結果をもたらしました。さらに、エイズ事件や肝炎事件のように生物製剤の感染による薬害は製剤の規制を厳しくするとともに、生物製剤による健康被害救済制度や副作用報告制度（医療機関、薬局からの医薬品安全情報報告制度）等様々な改革をもたらしました。

1．健康被害救済制度（昭和55年5月創設）

独立行政法人 医薬品医療機器総合機構
（PMDA）からのご案内

ご存知ですか？
健康被害救済制度

医薬品の副作用等による健康被害を
受けられた方を救済する
公的な制度です。

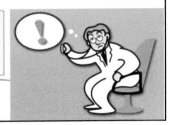

救済制度相談窓口
電話番号：0120-149-931（フリーダイヤル）
受付番号：[月〜金]9時〜17時30分（祝日・年末年始を除く）
E-メール：kyufu@pmda.go.jp

　"健康被害救済制度"とは、くすり等を正しく使用したにもかかわらず発生した健康被害による入院を必要とする程度以上の副作用または感染等が起こった場合に、被害を受けられた方を救済する公的な制度で、医療費、医療手当、障害年金、遺族年金などの救済給付が行われます。これらの資金は許可された医薬品製造販売業者からの拠出金で賄われています。原則としてくすりの添付文書に書かれた使用法（すなわち適正なくすりの使用）に従っていなければなりません。給付の請求には、使用し

た薬の名称や量、理由のほか、副作用とみられる症状や経緯などを医師が記入した「医療費・医療手当診断書」が必要で、医療費・医療手当の請求期限は二年です。一般薬は、消費期限などが記載されている包装や瓶を捨てず、薬局のレシートを張って保管しておくことです。なお、下記の場合は対象となりません。

① 法定予防接種を受けたことによる副作用（別に予防接種健康被害救済制度があります）。なお、任意に予防接種を受けた場合は対象となります。

② 医薬品の製造販売業者など明らかに損害賠償責任がある場合。

③ 救命のためにやむを得ず通常の使用量を超えて医薬品を使用し、健康被害の発生があらかじめ認識されていたなどの場合

④ 医薬品の副作用において、健康被害が入院を要する程度ではなかった場合などや請求期限が経過した場合。

⑤ 医薬品を適正に使用していなかった場合。

⑥ 以下の対象外医薬品による健康被害の場合。

　ａ）がんその他特殊疾病に使用されることが目的とされている医薬品であって厚生労働大臣の指定するもの。（抗がん剤、免疫抑制剤などのうち指定されているもの）

　ｂ）人体に直接使用されないものや、薬理作用のないもの等副作用被害発現の可能性が考えられない医薬品。（殺虫剤、殺菌消毒剤、体外診断薬、賦形剤など）

⑦ その他、厚生労働省の薬事・食品衛生審議会における、医学的薬学的判定において認められなかった場合

なお、抗がん剤や免疫抑制剤に関しましては見直しの検討がなされています。

救済制度についての相談は、独立行政法人 医薬品医療機器総合機構（PMDA：Pharmaceuticals and Medical Devices Agency）で受け付けています。

相談窓口　　TEL　0120－149－931（フリーダイヤル）
受　付　　　月〜金　9時〜17時30分（祝日・年末年始を除く）
E-mail　　　Kyufu＠pmda.go.jp

　非加熱血液製剤に混入していたヒト免疫不全ウイルス（エイズウイルス）により感染被害が発生した薬害エイズ事件もあり、平成16年4月から、生物に由来する原料や材料を使って作られた医薬品と医療機器（血液製剤、ワクチン、ヘパリン塗布カテーテル等）による感染等の健康被害について救済する「生物由来製品感染等被害救済制度」も施行されました。
　さらに、平成20年1月16日から、「特定フィブリノゲン製剤及び特定血液凝固第Ⅸ因子製剤によるＣ型肝炎感染被害者を救済するための給付金の支給に関する特別措置法」に基づく給付金の支給等の業務もPMDAが行っています。これら副作用に関する相談も同様にPMDAで受け付けています。

2．医療機関、薬局からの医薬品安全情報報告制度

　平成15年までは医療機関からの副作用等の報告に関して法律上は、製薬企業に対してのみに求められていました。しかし、改正後、薬局開設者、病院、診療所若しくは飼育動物診療施設の開設者又は医師、歯科医師、薬剤師、獣医師その他の医薬関係者は、医薬品又は医療用具について、当該品目の副作用その他の事由によるものと疑われる疾病、障害若しくは死亡の発生又は当該品目の使用によるものと疑われる感染症の発生に関する事項を知った場合、保健衛生上の危害の発生又は拡大を防止するため必要があると認めるときは、その旨を厚生労働大臣に報告しなければならないことになりました（次図参照）。すなわち、医療機関、薬局においても、医薬品、医療機器により、その関連が疑われる副作用・感染症で、死亡など生命に重篤な影響があると思われる場合は、直接厚生労働省まで報告することが法制化されました。その報告書（医薬品安全性情報報告書）は、インターネットから取り出すことができます。し

かし、これらの改正に関して医療機関、薬局関係者でまだ知らない人や忘れてしまった人もいます。各都道府県県薬務課からのさらなる啓蒙活動が必要に思います。製薬会社も MR（Medical Representative：医薬情報担当者）に指導し、MRから医療機関、薬局に知らせることも必要に思います。

　なお、従来の製薬企業等が収集する副作用等の情報収集活動にも協力しましょう。

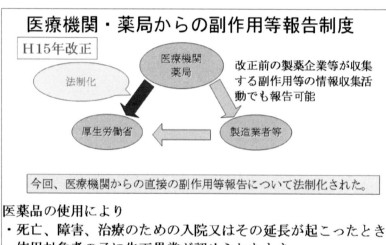

　このように薬害を含めた副作用に対して国も法律を改正し、真剣に取り組んでいますが、時代の変化や医薬品、医療機器の進歩に適切に対応することを期待したいと思います。

第三章　くすりの治療への貢献について

　さて、今まではくすりの副作用（悪い面）について書いてきましたが、くすりの治療に対する貢献度に関しても目を向けてみたいと思います。

　もっとも顕著に人類に貢献したペニシリンは1928年にイギリスのアレキサンダー・フレミングによって発見されて実際に使用されて以後、胃腸炎、肺炎、結核の死亡率が劇的に低下しました（下図参照）。

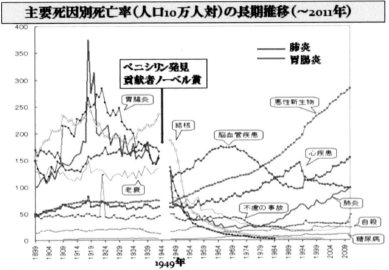

主要死因別死亡率（人口10万人対）の長期推移（～2011年）

（注）1994年の心疾患の減少は、新しい死亡診断書（死体検案書）（1995年1月1日施行）における「死亡の原因欄には、疾患の終末期の状態としての心不全、呼吸不全等は書かないでください。」という注意書きの事前周知の影響によるものと考えられる。
（資料）厚生労働省「人口動態統計」

　ヒューマンサイエンス振興財団は概ね5年ごとに医師に対する薬剤の貢献度と治療満足度に関するアンケート調査を実施しています。非常に興味あるアンケート結果を報告しています。

　薬剤貢献度を縦軸に、治療満足度を横軸にとり、アンケート結果の疾患名をプロットしています。2005年の調査結果は図のように薬剤貢献度や治療満足度が十分でない疾患は糖尿病の3大合併症の糖尿病性神経障害、糖尿病性網膜症、糖尿病性腎症やアルツハイマー病等であることを

示しています。これらの疾患に対する画期的新薬の開発が望まれていることを示しており、このような調査は今後の新薬開発に極めて有用であると思います。

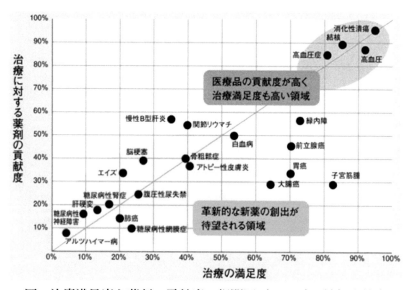

図　治療満足度と薬剤の貢献度の相関図（2005年　対象　医師）
出典：（財）ヒューマンサイエンス振興財団「平成17年度国内基盤技術調査報告書」より一部改変（製薬工業協会　刊行物　明日を担う新薬より）

その後にも疾患を増やし本アンケートが実施され、ほとんどの疾患の治療満足度、薬剤貢献度は年々上昇しました。治療満足度・薬剤貢献度共にその年に新たに80％以上認められた疾患は下表に示すように年々増えています。

調査年（度）	薬剤貢献度・治療満足度共にその年に新たに80％以上認められた疾患
2005年	消化性潰瘍、高血圧症、結核、狭心症、高脂血症
2010年	糖尿病、喘息、痛風、不整脈、アレルギー性鼻炎、心筋梗塞、偏頭痛、副鼻腔炎、てんかん
2014年度	心不全、前立腺肥大症
2019年度	大腸がん、慢性便秘、骨粗鬆症

　治療貢献度・薬剤剤貢献度とも80%以上示した疾患は、2010年度は糖尿病、喘息、痛風、不整脈、アレルギー性鼻炎、心筋梗塞、偏頭痛、副鼻腔炎、てんかん、2014年度は心不全、前立腺肥大、2019年度には大腸がん、慢性便秘、骨粗鬆症が新たに加わりました。2019年度治療貢献度は80%には達しなかったももの、薬剤貢献度が80%以上あった疾患はMRSA、肺がん、乳がん、前立腺がん、白血病、悪性リンパ腫、緑内障、クローン病、潰瘍性大腸炎、アトピー性皮膚炎、関節リウマチ、過活動膀胱症候群（OAB）があり特にがん治療剤の薬剤貢献度は大きくなっています。

　一方、薬剤貢献度、治療満足度とも50%以下の疾患としては膵がん、血管性認知症、アルツハイマー病、糖尿病性神経障害、筋萎縮性側索硬化症（ALS）、多発性硬化症、線維筋疼痛、特発性肺線維症、サルコペニア、全身性強皮症があり、今後の治療薬開発に期待しなければなりません。さらに、治療貢献度・薬剤貢献度50%前後の疾患として糖尿病性腎症、糖尿病性網膜症、脳出血（含む　くも膜下出血）、非アルコール性脂肪肝炎（NASH）、変形性関節症、慢性腎臓病（CKD）、腹圧性尿失禁があり、これら疾患に対してもより効果が期待できる治療剤の開発が望まれます。

　その他、本アンケートでは新薬や新医療機器の承認の迅速化、ドラッグラグ解消、国内未承認薬の早期承認、新薬開発のモチベーションが高まる体制作り、治験・臨床研究実施体制の整備・充実などが要望とされていました。また、メーカーに対しては、希少疾患の治療薬を中心とする新薬開発への期待、早く正確な情報提供を求める意見もありました。

　今後は、くすり以外に再生医療・細胞療法、治療用ワクチン、バイオマーカー、画像診断、ゲノム情報、AIの利用がくすりと共に治療に貢献する時代になると思われます。

参考にした資料　製薬工業協会刊行物　薬事日報　政策研ニュース、厚生労働省ホームページ

第四章　お薬手帳の活用について

　阪神大震災、東日本大震災の際に、お薬手帳が役立ったという話は良く耳にします。“お薬手帳”とは、患者さんが使用しているくすりの名前や量、使用方法、注意することなどを記録する（している）手帳のことです。すなわち、その人がどんなくすりを服用し、どんな病気であったのかが分かりますので旅先、災害、引越し時に有用です。また、服用するくすりの情報を正確に伝達し、くすりの重複や飲み合わせを未然に防止し、同じくすりによる副作用の再発を防止します。

　いつもと違う病院に行ったりする時や、２ヵ所以上の病院を受診する時に、これを見せることで従来の病歴、医薬品歴が理解され、その病院の治療方針を決めるのに役立ちます。病院ごとにお薬手帳を替えてはいけません。何時もマイナンバーカード、健康保険証と一緒に保管しておくべきです。

　薬局ではくすりの名前、服用時間、回数、量、服用方法を書き込んでもらいましょう（もらった用紙を貼りましょう。貼ってもらいましょう）。出来るだけ何のくすりかとその名前を覚えましょう。

　自分で市販のくすり（一般用医薬品）、サプリメント（健康食品）を飲んだ時も、名前や、何回服用したかを書いておき、診察時医師にお話しして下さい。

　くすりの副作用が起きた時は、その日時、内容を詳しく書いておきましょう。

　お薬手帳は、調剤薬局でもらえます。欲しい場合は薬剤師に尋ねてください。医師に対しては受診時に、薬局では薬剤師に、処方せんを渡すときにお薬手帳を一緒に出して見せて下さい。紛失したり、スペースがなくなった際に、調剤薬局で言えば、新しい手帳をもらえます。

第五章　くすりの悪用について

くすりは病気の治療に有用ですが、目的以外で用いるとコンプライアンス違反になり、健康被害が発生する可能性があります。

Ⅰ．ドーピングについて

くすりをスポーツの競技で好成績を挙げるために服用、投与し、悪用すればドーピングになります。ドーピングとは、競技能力を高めるために薬物などを使用したり、その使用を隠蔽したりすることです。簡単に言えば、「ずるいことをして勝とうとする」ことです。

スポーツ界の参加資格としてみんなが守っている禁止規程をこっそり破り自分だけ有利になろうとするドーピングは、スポーツのフェアプレー精神に反します。

競技者の競技能力を高めるために使われる量やその頻度は病気した際に用いるものとは違いかなり危険です。最初の章で「くすりは、体にとって、異物であり毒であるが原則です。くすりとは体におきている病気による悪害と、くすりの毒性とを比較して、くすりの毒性（悪害：副作用）よりも病気の悪害の方が上回ると考えられる場合のみ使用し、治療に役立てるのが原則です。」と記載しました。健康な競技者がくすりを使用することは競技者の健康を損ねる可能性があります。

一流スポーツ選手は、一般の人々や青少年に夢や感動を与える役割があります。人々は、スポーツ選手の活躍に期待し、感動するから応援するのです。ドーピングは、それを裏切っています。

世界ドーピング防止規定にはスポーツ精神は人の魂、身体及び心を祝福するものであり次ぎに掲げる価値によって特徴づけられることが基本原理と規定されています。「倫理観、フェアプレー、誠実、健康、優れた競技能力、人格と教育、喜びと楽しみ、チームワーク、献身と真摯な取り組み、規則・法律を尊重する姿勢、自分自身とその他の参加者を尊敬

する姿勢、勇気、共同体意識と連帯意識」があり、これら価値がスポーツを通じて培われることが期待されています。ドーピングは、これらスポーツ精神に根本的に反することになります。

　ドーピングは、スポーツそのものの意義を失わせ、国民の健康的な生活や未来を担う青少年に対して悪影響を及ぼします。ドーピングは、広い意味では薬物乱用でもあります。

　国際的には1999年、世界ドーピング防止機構（WADA）が各国のスポーツ関係者と政府関係者の協力のもと、国際的なアンチ・ドーピング活動に関する教育・啓発活動等を行うことを目的として設立され、世界的なアンチ・ドーピング活動の推進体制の整備が行われました。我が国においては、2001年9月に財団法人日本アンチ・ドーピング機構（JADA）が設立され、世界ドーピング防止規程に基づいて、ドーピング検査やアンチ・ドーピングの普及・啓発を実施しています。

　それではどのようなくすりがドーピング禁止薬なのでしょうか。

① 良く知られているのは、筋肉増強作用を有する男性ホルモン系のステロイド、男性ホルモン分泌促進剤、女性化を抑制する抗エストロゲン剤、疲労回復に使用される糖質コルチコイド等の物質

② 興奮薬、麻薬、大麻、アルコール（アルコールに関しては禁止されていない競技もある：陸上競技等）

③ 酸素摂取、酸素供給/運搬能を促進する修飾ヘモグロビン製剤インスリン、成長ホルモン、赤血球新生刺激物質エリスロポエチン

④ 喘息の治療に使用され、気管支を拡張し酸素供給を増やすβ刺激薬（除外されているβ刺激薬もある）

⑤ 心拍数を減少させ高血圧の治療剤として使われているβ遮断薬（心拍数を抑え集中力を高めるためドーピング物質です。全競技ではなく、アーチェリー、ゴルフ、射撃、スキー、スノーボード等で禁止されている。2012年からボブスレー、スケルトン、カーリング、近代五種、モーターサイクル、セーリング、レスリングにおいて、ベータ遮断薬は禁止されないことになった。）

⑥ ドーピングの隠ぺい薬とされ、尿を多く生成する利尿剤や血漿増

量剤

　ドーピング薬かどうか疑問に思ったらスポーツ専門医やスポーツファーマシスト（基礎講習会と実務講習会受講後、知識到達確認試験に合格した薬剤師）に尋ねるのが一番良いです。勝手に判断しないことです。

　その一方で、故意に使用したわけではなく、不注意によるうっかりミスで検査にひっかかってしまう場合もあります。うっかりドーピングと言います。市販のかぜ薬や胃腸薬、鼻炎用内服薬などには禁止物質を含むものが少なくなく、「かぜ気味だから」とか「胃の調子が悪いから」などで安易に使用するとドーピング違反と判断され、その結果、重い罰則を科されてしまうことがあるのです。

　そこで、競技者および指導者が、アンチ・ドーピング（うっかりドーピング）に関して知っておいたほうがよいと思われることについて記載しましたので、参考にしてください。

①　市販のかぜ薬やせき止め、鼻炎用内服薬の中には禁止物質を含んでいるものが非常に多く、注意が必要です。具体的な禁止物質としては、エフェドリン、メチルエフェドリン、プソイドエフェドリン、麻黄、メトキシフェナミン、トリメトキノールなどがあげられます。これらの成分が表記してある薬剤は服用しないようにしましょう。

②　漢方薬の中で、成分に麻黄（マオウ）を含むものは競技会前や競技会期間中は服用してはいけません。麻黄は、禁止物質であるエフェドリンやメチルエフェドリンを成分として含むためです。麻黄を含む代表的な漢方薬を下記に示しましたので、参考にしてください。代表例ですので、これら以外の漢方薬なら大丈夫というわけではありません。

　麻黄を含む漢方製剤：風邪に使用される　葛根湯：（かっこんとう）、アレルギーに使われる麻黄附子細辛湯（まおうぶしさいしんとう）、鼻炎に使用される小青竜湯（しょうせいりゅうとう）、インフルエンザを緩和する麻黄湯（まおうとう）、肥満症や便秘に使用さ

れる防風通聖散（ぼうふうつうしょうさん）等があります。市販品「コッコアポＡ錠」は防風通聖散の粉末エキスです。

③　麻黄以外にも、健胃薬ホミカ（マチンの種子）エキスには禁止物質のストリキニーネを含むため服用してはいけません。海狗腎（カイクジン）はオットセイの陰茎及び睾丸の生薬で、麝香（ジャコウ）は雄ジャコウジカの分泌液の生薬で滋養強壮薬として用いられています。男性ホルモンが含まれていると考えられるため、使用してはいけません。したがって、よほどの理由がない限り漢方薬や滋養強壮薬は使用を避けたほうがよいでしょう。

④　利尿薬は、ドーピングを隠ぺいする可能性があるので禁止物質です。利尿薬は尿量を増加させる薬で、高血圧の治療薬としても使われることがあります。自分では利尿薬なんか飲んでないと思っていても、「実は血圧の薬として服用していた」という可能性も考えられます。

⑤　喘息の方は必ずアンチ・ドーピングに関して詳しいスポーツドクターに早めに相談してください。喘息の治療剤にはステロイドと酸素を多く取り込むことができる気管支拡張作用のあるβ刺激薬があるからです。β２作用のあるヒゲナミンを含む附子、南天、細辛含有漢方製剤、例えば八味地黄丸、麻黄附子細辛湯等があり、注意が必要です。

　喘息の吸入薬のうち、糖質コルチコイド（ステロイドの一種）とβ刺激薬のうちサルブタモールとサルメテロールに関しては、2011年までと同様、2012年はTUE申請（除外措置）の必要がなく、使用可能であり、使用の申告も不要です。2012年β刺激薬ホルモテロールも吸入使用の場合は使用可能になりました。通常の治療で用いる用量での吸入使用（24時間で最大36μg）であればTUE申請も使用の申告も不要です。

　TUE（Therapeutic　Use　Exemptions）とは除外措置のことで、ドーピング禁止物質・禁止方法を治療目的で使用したい競技者が申請して、認められれば、その禁止物質・禁止方法が使用できる手続

きです。世界ドーピング防止規程とTUE国際基準で手続きが定められています。

⑥　発毛剤のぬり薬の中には禁止物質の男性ホルモンのテストステロンを含むものがあり（例：ミクロゲンパスタ）、このようなぬり薬は使用してはいけません。

⑦　サプリメントの類は成分表記を見ても「大丈夫」と言うのはかなり専門性を要求されます。

　　また、天然物由来の成分などは、かえって含有物質に関する情報が不透明になるため、ドーピング物質に該当するか否かの判断が困難です。従って、個々のサプリメントを摂取しても大丈夫かどうかについては、専門家に聞いても確証が得られない場合も多く、摂取する場合にはあくまでも「自己責任」で摂取するということになります。

⑧　ドリンク剤についても同様です。特に滋養強壮作用をうたった怪しげな名称のものは、その成分に禁止物質の蛋白同化薬（ステロイド）を含む可能性があるので、避けた方が無難だと思います。日本アンチ・ドーピング機構（JADA）の認定商品であれば大丈夫ですので、摂取する場合にはそれらを利用すると間違いはありません。

⑨　食肉の肥育目的で家畜にアンチ・ドーピング禁止物質のクレンブテロールが投与され、その肉を食べた競技者の検体からクレンブテロールが検出される可能性があります。このような報告事例が中国とメキシコにおいて発生しており、これらの国で競技会に参加する場合、WADAは「競技会主催団体または国際競技連盟が指定するレストランで食事を摂ることを勧めています。

尿中や血液中の物質を検出する最近のドーピングの検査機器や検出方法は発達しており、極めて微量（ナノグラム：１ｇの1/10億は勿論の事、ピコグラム：１グラムの1/1兆の単位まで）の代謝物まで正確に検出され、その技術はさらに向上を続けています。社会人、大学生ばかりでなく高校生に対するドーピング検査に関しても検討されています。競技者ばかりでなく指導者もドーピングに十分気を配るべきと思います。

くすりは病気の治療、予防に有用ですが、目的以外で用いるとコンプライアンス違反になります。その例としてのドーピングは、広い意味で薬物乱用にあたります。

参考にした資料

・知っておきたいアンチ・ドーピングの知識　2011年版　発行　社団法人日本学生陸上競技連合
・世界ドーピング防止規程（The World Anti-Doping Code）2009

II．薬物乱用について

薬物乱用の定義は以下の二つです。
1　医薬品を医療目的とは違う用量・用法で使うこと
2　医薬品でない薬物（シンナー、大麻、危険ドラッグ、指定薬物、アルコール、たばこ）をむやみに使うこと

薬物とは特に人や動物に投与した時に何らかの生理的な作用を示すもので、医薬品も含みます。
医薬品とは薬物の中で疾病の治療、予防、診断といった医療の用途に使用されるものです。言い換えれば医薬品とは国が病気の治療、予防、診断に有効と認めたものです。

シンナー、大麻、覚せい剤、麻薬を体内に入れた場合、異常な快感をもたらすなどの反面、依存性があり、様々な害をもたらす危険があるため、使うことだけでなく、持っていたり、他人に譲り渡したりすることも含めて法律で禁止されています。
これら化学物質を体内に入れた時、自分の脳で感じることと異なるようなことを体感（快楽、集中、狂暴、怠惰、だるさ、不眠、不安）し、徐々に脳が侵されていきます。脳毛細血管内皮細胞には本書の副作用の項：くすりのP-糖タンパク質阻害剤による副作用　で説明したP糖タンパク質などの排泄トランスポーターが発現しています。すなわち、内皮細胞内に入った毒物・薬物を排出することにより脳内への侵入を妨げているのです（血液脳関門：blood-brain barrier, BBB）が、シンナー、大麻、覚せい剤、麻薬はこの機構をすり抜けて脳内に侵入してしまい、正常な脳の働きを妨害してしまいます。度重ねて体内に入れると薬物依存症、禁断症状　（どうしても当該物質をほしくなる重病）になり、心と身体がボロボロになってしまいます。
薬物依存症（やくぶついぞんしょう）とは精神に作用する化学物質の摂取で、ある種の快感や高揚感を伴う特定の行為をくり返す結果、それら

の刺激を求める抑えがたい欲求が生じ、その刺激を求める行動が優位となり、その刺激がないと不快な精神的、身体的症状を生じる精神的、身体的、行動的状態のことを言います。すなわち脳が侵され、知識レベルが低下し、正常な判断ができなくなり、交通事故を起こしたり、社会に重大な害を及ぼします。

シンナーから順番に説明していきましょう。

①　1972年8月よりシンナーに含まれる成分トルエン、キシレン、メタノール・酢酸エチル・メチルエチルケトンが劇物として指定され、これらの吸引や吸引目的の所持等を禁止するとともに、違反者は毒物及び劇物取締法により罰せられます。常用しますと脳の萎縮による記憶力の低下、意識障害、幻覚・妄想、視力障害や手足のふるえ、発育障害、生殖器の萎縮が認められます。

②　大麻は、大麻取締法で規制されています。マリファナとも言われ、スペイン語で「安い煙草」と言う意味です。大麻に含まれるテトラヒドロカンナビノール等は、カンナビノイド受容体に作用し、陶酔作用を示します。これらの物質は、インド麻に多く含まれています。大麻と言っても乾燥大麻（マリファナ）、大麻樹脂（ハシシ、ハッシシ、ハシュ）、液体大麻（ハシシオイル、ハッシュオイル、ハニーオイル）があり、使用法も様々です。常用すると大麻精神病（不安、恐怖感、抑うつ、不安恐慌反応、パニック反応）、知的機能の低下、免疫力の低下、結膜の充血、生殖器官の障害、無動機症候群（抑うつ状態）等の症状に陥ります。

③　覚せい剤は、覚せい剤取締法で規制されており、アンフェタミンやメタンフェタミンがそれに該当します。覚せい剤原料のフェニル酢酸やエフェドリン等の所持も覚せい剤取締法の対象になりますので大学及び製薬会社の化学系研究室は十分注意しなければなりません。疲れが取れるからと言って覚せい剤を使用し始める人もいますが、このような事は一瞬で、繰り返しますと脳に悪影響を与え、種々症状（不安感、不眠、不快感、倦怠感、抑うつ、悪夢、頭痛、震え、発汗、痙攣、恐怖感、混乱、敵意　等）が現れます。特に飲酒時に

フラッシュバック（過去のTrauma：心的外傷を思い起こす）が起こり、これを打ち消すため、また覚せい剤をほしくなると言われています。

④　麻薬は、麻薬及び向精神薬取締法で規制されており、モルヒネ（強力な鎮痛剤）、コデイン（天然アヘンからの合成物、鎮咳剤）、ヘロイン（3,6-ジアセチルモルヒネ：ケシの未熟な果実に傷をつけたとき分泌乳状液から採る）、コカイン、マジックマッシュルーム（俗称：サイケデリックス、エクスタシー）、LSD（リゼルグまたはリゼルギン酸ジエチルアミド lysergic acid diethylamide のドイツ語 Lysergsäure Diäthylamid の略称）、MDMA（3,4-メチレンジオキシメタンフェタミンの略称の合成麻薬）等が対象になります。これらは、酩酊、多幸感、幻覚などをもたらし、禁断症状（離脱症状、退薬症状：主に中枢神経系薬物を反復的に摂取し、依存が形成されたときに、その薬物摂取を断つことにより現れる症状）になると軽度ではあくび、流涙、鼻漏、発汗、中等度では振戦、鳥肌、食欲不振、散瞳、強度になると落ち着きのなさ、不眠、過高体温、呼吸数増加、血圧上昇、嘔吐、下痢、体重減少が認められます。

　最近では脱法ハーブ、脱法ドラックと言って、法律に基づく取締りの対象になっていない薬物で大麻、覚せい剤、麻薬と同様の作用を示す物質を使用して交通事故を起こしたり、死亡した例も報告されています。脱法ハーブとは指定薬物の構造を一部替えて合成し、それを乾燥植物片（ハーブ）に混ぜた物です。指定薬物とは中枢神経系の興奮若しくは抑制又は幻覚の作用を有する可能性が高く、かつ、人の身体に使用された場合に保健衛生上の危害が発生するおそれがある化合物で、薬機法で規制されています。指定薬物の化学構造を一部替えた化合物は法の規制を逃れているので脱法と言う言葉が付いています。化学構造の一部を替えても吸引（身体の中に入れる：血液中に入る）すると、大麻や、覚せい剤、指定薬物を体内に入れたと同様の症状（陶酔、興奮、幻覚、依存）が起こり、交通事故など、正常な判断ができない危険な行動を起こすことに

なります。販売者はクリーナーや芳香剤、観賞用などと謳って販売していますが、いかなる名目であっても、人体への摂取を目的として販売すれば違法です。基本化学構造から包括的に指定薬物にする法律の早急な制定が望まれます。

　とにかく化学物質を体内に入れることは極めて危険であることを常々心に留めておくことが必要です。青少年がこのように正常な脳の働きを侵す薬物の誘惑に負けないよう財団法人日本学校保健会事務局次長並木茂夫先生は ①生きる力の正常な脳（心）を持ち続けたいと思うこと（生きる尊厳を持つ）②自尊心（self-esteem）を失わないこと（人間として自分の良いところを自覚し、他人の良いところを認めてあげる心をもつこと ③Life Skill を養いトラブルを解決する能力を持つこと ④断る勇気、誘惑に負けない勇気を持つこと　が重要と説いておられます。

　コロンビア大学薬物中毒・乱用センターは、10代の子どもたちの薬物乱用リスクを減らす親の5対処方法（親子の絆を強める方法）を以下のように提唱しています。

①　あなたの子どもたちの生活上のストレスに気を配り、うまく対処できるように支援する。
②　あなたの子どもたちがいつ、なぜ、退屈しているかを理解し、退屈をしのげるように支援する。
③　あなたの子どもたちが使う小遣い銭の額を制限し、小遣いがどのように使われるかに注目しておく。
④　あなたの子どもたちの誰が友だちかを知っておく。
⑤　あなたの子どもたちの生活に関わりを持つ。；例えば、宿題を手伝う。スポーツ大会に出席する。種々の活動に共に参加する。積極的に薬物についても話しかける。

　しかしながら乱用してしまった場合、そのヒトに対する対処法として医療法人せのがわKONUMA記念広島薬物依存研究所の小沼杏坪先生は以下のようにおっしゃっています。

① 本人に対する脅し、監視的・干渉的対応はしない。

② その場のがれの対応、あいまいな態度をやめる。

③ 本人が引き起こした不始末の尻ぬぐいをせず、本人に年齢相応の責任を負わせる。

④ 性急に問題の解決を図ろうとせず、３年先・５年先を見据えて、本人が薬物依存から回復するのに今何をするべきかをよく考えて行動する。

⑤ 家族全員がよく相談し、同一の方針をとることを本人に宣言し、実行する。また、できない約束はしない。

⑥ 精神保健福祉センターや病院など関係機関の専門家との連絡を密にして、家族が孤立しないようにする。

　岐阜薬科大学の元学長　勝野眞吾先生は薬物乱用の危険、その実態と予防対策について以下のように述べられています。

　覚せい剤、MDMA、大麻などの違法薬物の乱用は、現代社会の抱える最も深刻な問題の一つである。わが国で実刑判決を受けた犯罪者の内、実に1/3は薬物乱用に絡んでいる。彼らの、再犯率も高く、多くは青少年期に薬物乱用を最初に経験している。したがって、薬物乱用に対しては『第一次予防』の具体的働きかけ、すなわち、青少年：児童、生徒、学生に危険な薬物に手を染めることを防止する教育が重要である。米国疾病予防管理センター（CDC: Center for Disease Control and Prevention）は、青少年の健康に関する危険行動（Health Risk Behavior）６項目（①故意または不慮の事故、②喫煙、③飲酒・薬物乱用、④望まない妊娠・性感染、⑤不健康な食行動、⑥運動不足）はお互いに関係があり、青少年の時期にこれらの行動に陥らないように教育することが極めて重要であると報告している。米国の調査で大麻入手のし易さは過去30年あまり変化ないにも関わらず、大麻危険性の認識（教育）のレベルが上がると確実に大麻経験率が低下している（次図参照）。この事は教育の重要性を示している。欧米に比較して日本の青少年の薬物乱用実態はかなり低いが、若者の大麻経験者は中学生でもある程度存在し、大学生では増加し

ている。減少させるためにさらなる青少年への教育が必要である。

JSPAD：Japanese School Survey Project on Alcohol and Drug Abuse　プロジェク」

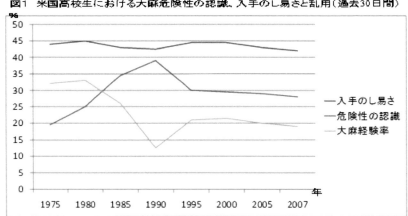

図1　米国高校生における大麻危険性の認識、入手のし易さと乱用（過去30日間）

米国ミシガン大学社会科学研究所JohnstonGroup のモニタリング結果

　以上のように青少年の薬物乱用に対する対策は満足できる状態でなく、子供たちの教育に親、教師、学校薬剤師が、何らかのかかわりを持って役割を果たさなければならないと思います。

　すなわち、くすりや生体に影響を及ぼす化学物質を病気の治療や予防以外に身体に入れることはコンプライアンス違反であり、自分自身の身体や心を蝕んでいくことを子供たちに教え、我々自身も心に留めておくべきことなのです。

第六章　消毒薬（新範囲医薬部外品）について

　我々が健康に過ごすにあたり、くすりは欠かせないものですが、ウイルスや細菌から身を守るのに欠かせないのが消毒液です。適切に使用しないと目的の消毒ができていない場合もあります。食中毒、インフルエンザ、鳥インフルエンザ、肝炎ウイルス、コロナ等最近、感染症に関する話題が多いです。そこで、どの消毒薬が、どの細菌やウイルスに有効なのかまとめてみました。

消毒とは、広義では人体に有害な物質を除去または無害化することです。狭義では病原微生物を殺すか、能力を減退させ病原性をなくすことです。消毒薬の強さはグルタラール＞次亜塩素酸ナトリウム＞ポビドンヨード＞消毒用エタノール＞イソプロパノール＞陽イオン、両性界面活性剤、クロルヘキシジングルコン酸塩の順です。（下記表参照）

① 　グルタラール（商品名　ステリコール、ステリゾール等）は最強の消毒作用を示し、主に医療器具の消毒に用いられます。

② 　次亜塩素酸ナトリウム（商品名　ミルトン、ハイター、ピューラックス等）は、医療器具、手術室他、哺乳瓶、食器、非金属器具やガーゼ・包帯等の衛生用品の殺菌消毒用からプール水の消毒など広く用いられています。金属を腐食させ、酸性の化合物と混ぜると塩素ガスを発生しますので、取り扱いには注意が必要です。

　　プールで泳いだ後、水道水で、洗眼を行うのは、プール内で、塩素濃度が高いプール水によって眼に付着した塩素を洗い流す為に、行われて来ました。水道水を用いて、洗眼を行うと、水道水は、涙液より浸透圧が低い為、角膜上皮障害を起こすことがあります。プールで泳いだ後、アデノウイルスによる咽頭結膜炎（プール熱）の予防の為に、水道水を用いて、洗眼を行うことは、却って、逆効果とも言われています。市販の洗眼液には、防腐剤（塩化ベンザルコニウムなど）や界面活性剤が含まれていて、涙液層を保持するムチン層を洗い流してしまい、ドライアイを進行させるおそれがあります。

眼の保護の為には、プールで泳いだ後は、防腐剤を含まない、涙液に近い組成の点眼液を使用するのが良いでしょう。また、水泳中にゴーグルを着用し、眼が直接水に触れないようにすると良いと思います。

③　ポビドンヨード（商品名　イソジン、ポピラール等）は、手指、手術部位、粘膜などの殺菌消毒やうがい薬としても使用されています。ヨードアレルギーの人には使用できません。また、着色しますので、衣服には付けないようにして下さい。ポビドンヨードの殺菌作用はヨウ素の酸化作用によるため、塗布後30〜60秒の経過で最も殺菌力が強くなります。

　　酸化による殺菌作用のためうがい液として長期連用すると咽頭粘膜障害の懸念があります。うがい液を長期連用する場合、咽頭粘膜の炎症を抑え、自己防衛（免疫）力を高めるアズレンスルホン酸Naを使用するのが良いと思います。

④　消毒用アルコール（100%のエタノールにはほとんど殺菌・消毒力がありません。60〜95%の濃度範囲であれば殺菌・消毒力があります）は、手指、皮膚の殺菌消毒及び冷蔵庫や台所用品の殺菌消毒にも用いられています。安全性が高く、食品の日持ちの向上や防カビの効果もあります。

⑤　イソプロパノールは、手指、皮膚の殺菌消毒に用いられています。ベンザルコニウム塩化物（商品名　オスバン等）は、逆性石けんと言われています。毒性は低く、洗浄力もあり、手指、皮膚の殺菌消毒に用いられています。

⑥　クロルヘキシジングルコン酸塩（商品名　ヒビテン、フェルマジン、マスキン等）は、病院などでは手指、皮膚などの殺菌消毒に広く用いられています。一般には本剤含有の軟膏、液剤、綿などが市販されています。

なお、新型インフルンザ及びコロナ発生以降、速乾性擦式手指消毒剤として、エタノール、ベンザルコニウム塩化物含有エタノール（商品名

ウエルパス、ビオシラビング等）、クロルヘキシジングルコン酸塩含有エタノール（商品名　ヒビソフト等）が、広く使用されています。

　次記表はどの種類の消毒薬がどんな細菌、ウイルスに有効かを一覧表にして示しています。ウイルスのB型肝炎ウイルスは、消毒用エタノールでは効果が不完全であることが分かります。B型肝炎ウイルスは、ヒトの血液や体液から感染します。病院での針刺し事故や刺青の道具、覚醒剤注射の回し打ちなどは極めて危険です。回し打ちによる肝炎ウイルス感染防止のためインフルエンザやコロナの予防接種では使い捨て注射器を用いています。以前は一本の注射器で回し打ちしていたので肝炎が発症し、国が賠償する社会問題になっています。消毒用エタノールはB型肝炎ウイルスには効果が不完全ですので、タトゥー（刺青）やピアス等をする時には特に気をつけなければなりません。肝炎になると肝硬変、肝がんへと年単位でゆっくり進行し、死亡に至る場合があります。従って、振り返ってみてタトゥー（刺青）、回し打ち、針刺し事故が肝炎、肝硬変、肝がんの原因であったりします。身体を傷つける場合、肝炎ウイルスについては十分注意して消毒液を選択すべきです。

　参考：殺菌とは対象や程度を含まない文字通り菌を殺すことです。
　　　　滅菌とは対象物に存在しているすべての微生物およびウイルスを死滅させるか除去することです。

表　消毒薬の種類と抗微生物スペクトル一覧表（シオエ製薬資料参考）

水準	種類	組成 適応（手指、皮膚、医療器具、手術室、食器、台所用品等）に応じて濃度調整。粘膜・創傷部位では使用しない消毒液、より低濃度で使用する消毒液あり	細菌					ウイルス				真菌
			一般細菌	MRSA	緑膿菌	結核菌	芽胞	エンベロープ有	エンベロープ無	B型肝炎ウイルス	AIDSウイルス	
高	アルデヒド系	グルタラール	○	○	○	○	○	○	○	○	○	○
中	塩素系	次亜塩素酸ナトリウム6%	○	○	○	○¹	△	○	○	○	○	○
	ヨウ素系	ポビドンヨード10w/v%	○	○	○	○	×	○	△	○	△	○
	アルコール系	エタノール76.9〜81.4%	○	○	○	○	×	○	△	×²	○	○
		イソプロパノール50, 70vol%	○	○	○	○³	×	○	△	×	○	○³
低	陽イオン界面活性剤	ベンザルコニウム塩化物	○	△	△	×	×	△	×	×	×	△
	両性界面活性剤	アルキルジアミノエチルグリシン塩酸塩	○	△	△	×	×	△	×	×	×	△
	ビグアナイド系	クロルヘキシジングルコン酸塩	○	△	△	×	×	△	×	×	×	△

○：有効、△：十分な効果が得られない事がある、×：無効

＊○¹；1,000ppm（0.1%）以上の高濃度で有効
　×²；有効との報告もある、
　○³；イソプロパノール50vol%は、無効と推定される。
　エンベロープとは、一部のウイルス粒子にある膜状の部分構造。エンベロープの無いウイルスが、消毒薬抵抗性が強い。
　エンベロープ有（インフルエンザ、コロナ等）、エンベロープ無（ノロウイルス、ロタウイルス等）。
　物品の消毒に次亜塩素酸ナトリウム6%、手指の消毒にベンザルコニウム塩化物含有エタノール、含嗽にポビドンヨード10w/v%が有効

終わりにあたり

　いろいろ教えていただいた事や調査した事を下に　「くすり」とは　について書いてみました。くすりは健康食品とは異なり、コンプライアンスの下で成り立ち、人の疾病の治療や予防さらに健康に寄与するもので、コンプライアンスに違反して製造、販売、使用すれば当事者ばかりでなく、社会にも悪影響を及ぼすことを理解していただきたかったことが私の根底にあります。趣旨をご理解いただき、くすりを製造・販売（医薬品卸売販売担当者：MS、製薬会社の医薬情報担当者：MR）、する人への教育、学校薬剤師、運動クラブ指導者等、学童、青少年へのくすりに関する啓蒙教育、医療関係者等への教育等にこの本を活用していただければ幸いです。

　科学は日進月歩の世界です。読まれる時には変化して違っている可能性もあります。至らぬ所があるかもしれません。その際はご容赦のほどお願い申し上げます。特に規制に関しましては最新の公的な文章をご確認ください。

■著者紹介

井上吉郎 （いのうえ　きちろう）

京都府宇治市在住　薬剤師、薬学博士

履歴

昭和24年　大阪府豊中市生まれ

昭和47年　岐阜薬科大学 厚生薬学科卒業

昭和49年　岐阜薬科大学 修士課程修了

昭和49～平成21年　日本新薬株式会社
　　　　　　学術部長、執行役員：創薬研究所長、研開企画統括部長　歴任

平成7年　薬学博士取得

平成9～21年　日本炎症・再生医学会 評議委員

平成22～23年　京都府学校薬剤師会　副会長

平成21～26年　大蔵製薬株式会社　製造管理者、総括製造販売責任者
　　　　　　歴任

平成26～令和3年　葵薬局

「くすり」とは

発行日　　2024年5月15日

著　者　　井上吉郎

発行所　一粒書房

〒475-0837 愛知県半田市有楽町7-148-1
TEL (0569) 21-2130
https://www.syobou.com

編集・印刷・製本　有限会社一粒社
ISBN978-4-86743-270-9 C0047